保護者が納得！

小児科外来
匠の伝え方

ジェネラリストBOOKS

編集

崎山小児科院長
崎山　弘

東京都立小児総合医療センター
内分泌・代謝科部長
長谷川行洋

医学書院

〈ジェネラリストBOOKS〉
保護者が納得！　小児科外来　匠の伝え方
発　行　2017年4月1日　第1版第1刷©

編　集　崎山　弘・長谷川行洋
　　　　（さきやま　ひろし）（はせがわゆきひろ）

発行者　株式会社　医学書院
　　　　代表取締役　金原　優
　　　　〒113-8719　東京都文京区本郷 1-28-23
　　　　電話　03-3817-5600（社内案内）

印刷・製本　三美印刷

本書の複製権・翻訳権・上映権・譲渡権・貸与権・公衆送信権（送信可能化権を含む）は株式会社医学書院が保有します．

ISBN978-4-260-03009-0

本書を無断で複製する行為（複写，スキャン，デジタルデータ化など）は，「私的使用のための複製」など著作権法上の限られた例外を除き禁じられています．大学，病院，診療所，企業などにおいて，業務上使用する目的（診療，研究活動を含む）で上記の行為を行うことは，その使用範囲が内部的であっても，私的使用には該当せず，違法です．また私的使用に該当する場合であっても，代行業者等の第三者に依頼して上記の行為を行うことは違法となります．

|JCOPY|〈出版者著作権管理機構　委託出版物〉

本書の無断複製は著作権法上での例外を除き禁じられています．複製される場合は，そのつど事前に，出版者著作権管理機構（電話 03-3513-6969，FAX 03-3513-6979，info@jcopy.or.jp）の許諾を得てください．

執筆者一覧 (50音順)

浅村　信二	浅村こどもクリニック院長	
井上　信明	国立国際医療研究センター国際医療協力局人材開発部研修課	
岩田　祥吾	南寿堂医院院長	
太田　文夫	おおた小児科院長	
岡空　輝夫	岡空小児科医院院長	
川上　一恵	かずえキッズクリニック院長	
河村　一郎	かわむら小児科院長	
崎山　弘	崎山小児科院長	
佐久間秀人	佐久間内科小児科医院院長	
佐藤　博司	高部こどもクリニック院長	
渋谷　好孝	かみいそこどもクリニック院長	
末永　眞次	王司こどもクリニック院長	
鈴木　知子	東京都立小児総合医療センター総合診療科	
萩原　佑亮	東京都立小児総合医療センター救命救急科	
長谷川行洋	東京都立小児総合医療センター内分泌・代謝科部長	
幡谷　浩史	東京都立小児総合医療センター総合診療科部長	
藤林　伸助	とまこまいこどもクリニック院長	
松田　幸久	まつだこどもクリニック理事長	
三浦　義孝	みうら小児科院長	

まえがき

「門前の小僧習わぬ経を読む」の如く，内容を完全に理解していなくても繰り返し聞いている表現を真似することは比較的容易なことです．その逆に，経文を読み込んで教義を理解していても，「経を読む」時の口調や抑揚などを字面から感じ取ることは困難です．小児科の診療において，医師として主訴と所見から得られた情報をもとに思考力を発揮して診断することができたとしても，何も言わずに黙って治療をすることはありません．このような主訴と所見から医師としてこのように考えている，診断している，このような治療計画を立てているということを，子どもや保護者に説明する必要があります．この**伝える力，表現力は診断する能力と同じぐらいに重要**なものです．

しかし，この表現力を習う機会はほとんどありません．上級医の診療に陪席することがあれば「こうやって説明するとわかりやすいのか」と感心することもあるでしょうけれど，そのような機会は研修期間のわずかの間だけです．その後は試行錯誤しながら自分で表現力を身につけていきます．長年にわたって診療をしていると，自分としては短時間で適切に説明できると考える決まり文句，よく使うフレーズがいくつかできあがっていくものです．

*

この本の主な目的は，**適切に相手に伝わる表現力を身につけること**です．当然のことながら，他人の表現を真似すればよいということではありません．真似するところから学ぶこと，経験豊富な医師の表現方法とその根拠や工夫を知ることによって，いままで自分では上手に表現できなかった理由を見つけて，自分自身の表現を磨くことができるように，この本は書かれています．

小児科外来でよくある状況を題材としましたが，必ずしも代表的な場面が網羅されているわけではありません．海外旅行のための外国語の例文集とは異なります．これらの表現を覚えて使うというものではありません．各自が経験する個々の症例において患者背景や疾患の重症度などは異なりますから，同じ表現を使うことが可能な症例のほうが少ないはずです．熟

練した医師がこの表現方法を選んだ理由を知ることによって，読者の方々の表現力もきっと向上するでしょう．

また，個々の内容のエビデンスレベルは必ずしも高くありません．説明の中の表現方法としての例文ですから，一部の文章を抜き出しても一般的なエビデンスレベルを保証する内容ではないことに留意してください．この本は学術的な教科書として文章を掲載しているわけではありません．現段階での医学的な定説に基づいて内容を確認していますが，1つひとつの表現について内容の厳密さは要求していません．実際に説明としてこれらの表現を利用する際には，該当患者の状況やその時点でのエビデンスに応じて医学的に適切な表現を使っていただくようお願いします．

*

診断基準を羅列して「診断基準を満たします．よって，私は診断しました」ということに間違いはありませんが，医師自身はそれで納得できたとしても，医学的に素人である患者側にはほとんど何も伝わらないでしょう．患者(聞き手)の疑問を1つひとつ解消して，納得してもらってから治療内容に同意を得る．インフォームド・コンセントの第一段階，理解してもらうために表現方法を駆使することの重要性をぜひ理解してください．

いまからあなたの目の前に多くの指導医が登場します．その診療を脇で見ていると思って，この本を読んでみてください．

2017年3月

編者を代表して　崎山　弘

目次

まえがき .... 崎山　弘　v

第1章　診察を始める前に

患者への適切な説明と心構え―診療で最も大切なこと .... 長谷川行洋　2
伝え方のテクニック―保護者に子どもの現状を理解してもらうための話 .... 崎山　弘　10

第2章　状況別 保護者の疑問・訴え

▶診察を始めましょう

「メモに経過を全部書いてきたので読んでください」 .... 川上一恵　24

▶外来でよくみる症状・訴え

発熱・けいれん

「初めての熱性けいれん，心配です」 .... 佐藤博司　27
「発熱したら体は温めるの？冷やすの？」 .... 鈴木知子　31
「解熱薬はどう使えば効きますか？」 .... 三浦義孝　36
「どういう時に救急車を呼んでもよいのでしょうか？」 .... 萩原佑亮　41

嘔吐・下痢・便秘

「嘔吐と下痢が続いているので，点滴をして！」 .... 岡空輝夫　45
「便に血が混ざっています！」 .... 河村一郎　49
「便秘だが，薬はくせになるので使いたくありません」 .... 藤林伸助　53

咳・喘鳴

「夜間，咳がひどくて眠れません」 .... 崎山　弘　58
「喘息と診断されました．どうしたらよいのでしょう？」 .... 浅村信二　62

腹部症状

「陰嚢が膨らんでいます！」 .... 佐藤博司　65

耳・鼻症状
「鼻水が止まりません！」 河村一郎 68
「耳垢は取ったほうがよいですか？」 浅村信二 71

皮膚症状
「いつも皮膚がカサカサしています」 川上一恵 73
「ステロイドをやめると，すぐに湿疹が悪くなります」 川上一恵 77

アレルギー
「卵を食べたら発疹が出たので，卵アレルギーですよね？」 岡空輝夫 82

痛み・怪我
「お腹を丸めて痛がっているから早くみて！」 萩原佑亮 87
「頭をぶつけたのでCTで脳を確認してほしい」 萩原佑亮 90
「顔に怪我をさせてしまった！ 傷跡は残りますか？」 佐久間秀人 94

感染症
「保育園に入ってからかぜばかりひいています．ストレスですか？」 藤林伸助 99
「熱が下がれば登校できますか？」 幡谷浩史 104

▶乳幼児健診
「離乳食が進まず，体重が増えていないようです」 崎山 弘 108
「上の子より発達が遅れている気がします」 岡空輝夫 112
乳児健診の際に伝える，自宅でできる傷害予防の話 井上信明 117

▶予防接種
「日本脳炎の予防接種って本当に必要ですか？」 太田文夫 122
「任意の予防接種はしなくていいんですよね？」 川上一恵 126
「薬を飲んでいても予防接種はできますか？」 太田文夫 130

▶学校検診
「この子は太りすぎですか？」 長谷川行洋 133

「学校検尿で血尿が出ました！」	幡谷浩史	139
「お腹を痛がり，不登校傾向です」	岩田祥吾	144

▶成長・発達の問題

「なかなか身長が伸びません」	長谷川行洋	147
「ADHDと診断されました．どうしたらよいですか？」	岩田祥吾	152
「私たちの声が届いていないみたい．自閉症ですか？」	佐久間秀人	156
「チックを治してください！」	佐久間秀人	162
「ダウン症児の発達の遅れが心配です」	松田幸久	166

▶服薬・点滴

「かぜ症状があり発熱しています．抗菌薬をください！」	井上信明	171
「保育園に通っているので，1日3回も薬を飲めません」	三浦義孝	176
「薬をのんだ後に嘔吐しました．もう一度飲ませたほうがいいですか？」	末永眞次	181
「かぜをひいて熱がある．入試なので点滴して治して！」	岡空輝夫	185

▶虐待

受傷時に，虐待の可能性が否定できない時	井上信明	190
「虐待してしまいそう……」	渋谷好孝	195

▶禁煙支援

「たばこは家の中では吸いません．外で吸っています」	佐久間秀人	200

▶診察の終わりに

「お薬出しておきますね」で診察を終わりにしていませんか？	鈴木知子	206

索引	213
編者紹介	217

COLUMN

1. スタッフが伝える　　　　　　　　　　　　　崎山　弘　21
2. メモを持参してもらう利点　　　　　　　　　川上一恵　30
3. 医師が説明を始める前に　　　　　　　　　　崎山　弘　44
4. 「観察」と「監視」　　　　　　　　　　　　佐久間秀人　61
5. 保湿剤と塗布の仕方（FTU）　　　　　　　　川上一恵　76
6. スモールステップで伝える　　　　　　　　　崎山　弘　81
7. アトピー性皮膚炎の指標 TARC　　　　　　　川上一恵　98
8. 伝わらない言葉とその置き換え（医学用語）　崎山　弘　116
9. 日本脳炎の流行と予防　　　　　　　　　　　太田文夫　125
10. 伝わらない言葉とその置き換え（曖昧な表現）崎山　弘　129
11. 血尿への対応，尿の色から推定できる疾患　　幡谷浩史　143
12. ダウン症児の合併症　　　　　　　　　　　　松田幸久　170
13. 説明の時間を確保するために　　　　　　　　崎山　弘　175
14. 虐待の進行と予防　　　　　　　　　　　　　渋谷好孝　199
15. 否定する言葉は聞く耳をふさぐ　　　　　　　崎山　弘　205
16. 笑い話のようなすれ違い　　　　　　　　　　崎山　弘　211

イラスト：金井　淳
ブックデザイン：菊地昌隆（アジール）

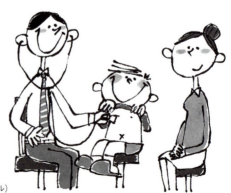

第 1 章

診察を始める前に

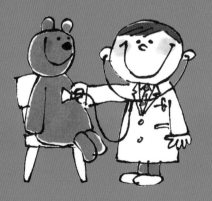

患者への適切な説明と心構え

診療で最も大切なこと

　医師が患者を診療する時に最も大切なことは何であろうか？　筆者は「説明」と答えたい．問診，診察，検査，診断，治療といった一連の診療の流れは，患者と会話をしながら進み，その進行はすべて患者に説明されるべきである．その説明はたとえ同じ疾患でも二度と同じようにされることはなく，また医師の説明の仕方1つで，不安感・不快感を与えることすらある．よい説明は患者にわかりやすく，患者の不安を取り，診療での相互の信頼を強化するものとなる．患者に適切な説明をすることは，臨床医が最も大切に持つべき努力目標ともいえる．

　「多くの患者さんを毎日みるので，そんなに説明をしている時間がない．そもそもそんなに丁寧に話しても，患者さん（保護者）はわからない」と考える方がいるかもしれない．もちろん，すべての患者に同じように手厚く話していたら，時間がなくなってしまうが，気になる患者には時間をかけるべきだろう．**相手によって話し方を変えること**も，患者ごとに大切なことを伝えるためには必要な技術である．

　また，「自分は専門的な外来をしているので，的確な医療的判断こそが最も大切である」という方もいるかもしれない．しかし，的確な判断を上手に伝えることができなければ，患者が理解することはなく，その不安は解消されず，相互の信頼関係は生じ得ない．

　「手術での結果が最も大切である」と考える外科系の先生方もいるだろう．しかし手術の説明を上手に伝えることができなければ，患者は不安を解消できず，納得して手術を受けることができない．「術前だけではなく

術後もよい説明なしには信頼関係が生じない」とは，数年前に天皇陛下の冠動脈バイパス手術をされた天野篤医師の言葉である．天野医師はまた「技術と説明を含むケアが外科医の資質」とも述べている．

*

われわれ医師に必要な「説明技術」は，人間力のなかでの1つの要素となる「話術」である．人を魅きつけるものであったり，多くの人の目を意識したものである必要はない．受けをねらう必要も，笑いをとる必要もなく，マスメディアで披露するものでもない．

本項では診療に伴う説明とその周辺部分までを含み，「説明」という言葉を使用する．

患者との付き合いに満点やゴールはない

まず若い先生方には，患者への説明は**失敗ばかりでも致し方ないくらい難しい作業**と考えていただきたい．筆者は診療の神様ではないし，以下に述べる「こうあるべき」ことをいつも確実に行えているわけではない．しかし，「こうあるべき」と意識することが必要と信じ，少しでも医師としてあるべき姿に近づこうとしている．30年以上，臨床を続けてきたいまでも，うまく説明できず内省することはある．必要であれば，あるいは機会をいただけた場合は，患者・保護者に謝罪することもある．その後は，その失敗や至らなさを出発点として，目標に再び近づこうとする繰り返しの毎日である．**患者との付き合いで満点が取れることはない**．ゴールはなく，1つの頂を越えると，また次の頂が見えてくる．

筆者は，臨床医として患者との付き合いが好きであるし，そのなかで「あるべき」ことをしたいと考えている．こうした考え方は日常のなかで診療技術を磨くことにつながるだけではなく，患者の診療にもよい効果をもたらすはずである．また，うまく説明できた時には，患者との信頼関係が一段階進む，うれしい瞬間を共有できる．

医師として患者を診るなかで，上司や同僚，看護師，患者から学んだこと，自ら感じとったことなどを読者の皆さんと共有したい．本項で述べるのは一般的な心構えなので，第2章に書かれている具体的場面を設定し

た話とは違い，理解しにくいかもしれない．読者のフィードバックをいただくことで，さらに診療を進歩させ，患者への診療に役立てたいと考えている．もちろん，まずは若手医師の考えるきっかけになることを期待したい．第2章の各論部分とともに，若い先生方の成長に少しでも貢献できれば，幸甚の至りである．

適切な「説明」につなげるための5つの心得
見る・聞く・考える・話す・確認する

　以下，主に外来での診療を想定し，診察室に患者を呼び入れてから出ていくまでに筆者が注意していること，大切にしていることを述べる．こんなことまで考えていたら診療にならない，と感じる方もおられるかもしれないが，身に付けてしまえばそれほど大変なことではない．また診療によっては省略することもあるし，1つの診療場面ですべてが重要なわけではない．ベテラン医師は日常診療のなかで，本項で述べることを自然に優先順位をつけてルーチンに取り入れているはずである．

見る　柔らかい視線

　柔らかい視線を送ることが，まず初めの作業である．診察室での第一印象はとても大切であり，挨拶・自己紹介をきちんとしようとよく言われる．筆者は，そのもっと前，**患者を呼び入れる時に，柔らかい視線を送る**よう気を付けている．これは自らに**体力的，精神的ゆとり**がないとできないが，こうした意識を持つと，イライラして診療を始めることはまずなくなるだろう．

　柔らかな視線を送れるゆとりがあれば，患者や保護者の表情，顔色，座り方なども観察できる．全身状態，心配度合いが把握できるとともに，特に変わったことがあれば気が付くこともできる．「顔色が悪い」「横になりたがっている」「大きな呼吸をしている」「ため息をしている」「寝間着のまま来ている」など，臨床上大切な情報が得られることもある．

　筆者は，診察室の外で上記のように「見た」後に，直接声をかけ，診察室に呼び入れている．必要があれば手を引いたり，荷物を持ったり，診察室

のドアが不用意に閉まらないように保持して，患者を迎え入れている．こうしたゆとりの始まりは「柔らかい視線」である．

聞く

■ 受診理由の確認

　診察室に座るまで誘導できたら，なぜ病院に来たのかをまず聞こう．患者の来院には何か理由がある．「〇〇という症状が不安だから」「診断・治療を的確に受けたいから」が多い理由であろうか．筆者は問診票が書いてあっても患者(中学生未満なら保護者)から直接，確認するようにしている．受診理由を聞かないと，多くの患者は「あそこの外来では話を聞いてもらえなかった」と感じるに違いない．

　その後も問診の時間の多くは，「聞く」ことに使いたい．頷いたり，「～ですね」と相手の言葉を反復して確認することは好ましいが，「～ということですよね」と話の途中で相手の言うことを勝手に解釈することは最小限に留めたい．「いろいろと聞いてもらい，的確に判断を受けた」と感じてもらえなければ，診療は合格点とはいえない．さらに，こちらの「～ですよね」という解釈が思い込みにつながり，その先入観が誤診を招くことも避けたい．

■ 受診理由への返答

　患者(保護者)の受診理由には，なるべく丁寧に答えたい．「現時点ではまだよくわかりません」あるいは「経過をみながら考えてみます」などと患者の心配事の解決を先送りすることなく，診療のなかで一度は「〇〇の症状が不安と言われましたけれど，それは〇〇だと思いますよ」と直接答える努力をしたい．この説明がないと，患者(保護者)の不安は解消しにくい．もちろん，患者の受診理由が病態の根幹と全く関係ないように思えることもある．それでも一度は，その理由に答えてから「現在の状態では〇〇が一番大切なようです」と進めたほうがうまくいくことが多い．まずは話を聞いてもらいたい，と感じている患者(保護者)がほとんどである．仮に「大切な情報ではない」と判断できても，不安が強い時には一定の時間，その不安に付き合いたいものである．

(話す内容を)考える

■ 理解できる言葉，適切な表現方法

　何を患者(保護者)が不安に思っているかわかった場合，不安を取るにはどう説明するのがよいか考えながら話したい．患者は2人として医療状況，社会状況が同じ者はなく，望ましい表現方法はひと通りではない．一般化することはできないが，相手がわかるレベルで(多くは専門用語を用いることなく)説明することが大前提となる．

　表現方法では，たとえば不安が強そうであれば，「悪い疾患」ではなく「気になる状態」と置き換えることが必要なこともある．不安が強すぎるように見える時は，一部分をあえてはっきりとは伝えないことも1つの方法である．

　逆に今後，危険なことが一定頻度であり得るのであれば，「一番悪いシナリオでは〇〇」という表現が必要となる．こうした時には，「このような最悪のことが起きる可能性はゼロではないですが，すごく高いわけではなく100人に1人以下です」などと表現している．もちろん，この可能性が高ければ再診の条件を的確に説明するし，一定以上の確率であれば「入院しましょう」となる．また，すでに入院していれば「しばらくはいままで以上に慎重に，短い間隔で経過をみましょう」と話すだろう．

■「伝えること」と「伝えないこと」

　何を伝えなければいけないのか，逆に何を伝えるべきでないのかの判断は重要である．前述したように，状態の悪化が一定の確率で生じる時には，説明が必要である．表現方法は，その程度により「呼吸が苦しくなる可能性があります」「最悪では呼吸が止まる可能性があります」と状況に応じて異なるはずである．

　一方で，確率がきわめて低いことまで具体的に列挙して説明しすぎれば，聞いているほうは心配になる．すべての可能性を話す必要はない．頻度が少ないものは，「われわれも完全に今後のことが予想できるわけではないので，万が一それ以外の心配なことがあったら教えてください」と割り切って伝えることも重要である．

話す
■ ある程度の型を決める
　話す内容をある程度考えてから，話を始めよう．この時も，柔らかい視線を患者・保護者に送りたい．それ以外に筆者が気を付けているのは，①ゆっくりと話すこと，②高圧的にならないこと，③相手が理解できているか気配りすることの3つである．

　「話す」部分は，自分なりの順番をある程度，決めておくことをお勧めする．たとえば，「今日は○○を心配して来ていただいていますが，○○のようです．いま一番○○がつらそうですので，それに対してお薬を出しておきます．おおよそ○日で症状がよくなると思うので，今度は○曜日の午前中に来てください．時間は大丈夫ですか？ 万が一，○○のような症状が出てきたら，連絡してください．当院が閉まっている時間でしたら，○○病院に連絡して外来に連れて行ってください」といった感じであろう．

■ 保護者への話し方・子どもへの話し方
　小児科で診療をする場合には，話す相手が1人ではないことがほとんどである．保護者に話す時と子どもに話す時では当然，言葉が異なる．慣れた小児科医であれば，低年齢の子どもにも年齢相当に声をかけ，説明している．自分の子どもであれば，生後すぐであっても声をかけるのと同じである．筆者は生後1〜2週の赤ちゃんでも，視線を合わせて，体に触れてから，「よくなろうね」とひと言でも声をかけている．

　同様のことは，発達の遅れた一見，何も理解できないようにみえてしまう子どもにもしてあげたい．発達の遅れた子どもでも，目を動かしたり，目で表現しようとするのを感じることがしばしばある．

確認する　患者の理解を確認
　患者（保護者）がこちらの説明を理解できているかどうかを途中で何回か確認しよう．やさしく説明したつもりでも，専門用語が多すぎるため，あるいは患者・保護者の不安が強すぎるために理解できないこともある．どのくらい理解できているか，節目で具体的に質問してみてほしい．「何かわからないことがありますか？」という漠然とした聞き方では十分とはいえない．その時点で最も大切なポイントを具体的に尋ねる，保護者に対し

ては「どうしてこの検査をするのかわかりましたか？ お子さんに説明してみてください」のような聞き方が一番，理解度の確認に役立つとともに患者の理解も促せる．

プラスαの TIPS

その他，状況に応じて必要なこととして，以下の2点を挙げたい．

謝る，お礼を言う

　一昔前まで「医療者は謝らなくてもいいんだ．とても難しい判断，治療をしているのだから」のような感覚を持っている医師が多かった．しかし自分にミスがあったら，小さいことでも「謝る」のがエチケットである．

　その他，患者から説明できていないところを指摘された場合は，「重要なことをいままで説明できていなくて，すみません」「大切なことを聞いてくださり，ありがとうございます」と答えたい．「それはいまから説明しようとしたことですよ」と不機嫌になったり，見下した態度で説明を続けることはよくない．自分たちの説明で欠けている部分があったり，間違った方向にいきかけたら，謝り，お礼を言うのは，医療現場のみならず社会のスタンダードである．

　患者に知識がないのは当たり前である．患者がうまく理解できないのであれば，その原因は患者の能力不足や努力不足ではなく，医師の説明が稚拙だからと考えるべきである．

メモを渡す

　重要なことを伝える時，相手の理解に不安がある時にはメモを渡すとよい．再受診のタイミングを確実に伝えたい時などもメモを渡そう．筆者は，メモを渡した時には同じことをカルテに記載している．メモは「○○が生じたら夜中でも再受診してください」といった簡単な指示が望ましい．カルテに書いておくだけではなく，患者あるいは保護者が正確に指示を受け入れるために，メモは重要である．

　現在，筆者が勤務する病院では電子カルテによる診療を行っているが，

患者に説明した内容まで記載したカルテを(個人情報になるところは外して)印刷して,患者に渡すこともある.この方法だと,メモよりも詳しく理解してもらうことが可能である.

小児科医に大切な2つの意識

　最後に,小児科医が根底に持っているべき大切な意識を述べたい.

　第一に,その子が家族からみて**愛すべき子どもであり,愛されている子どもであることを十分に意識し,共感する態度を示す**ことである.意識していれば言葉,態度から何となく伝わるものであるが,こちらも人間である.疲れている時,ゆとりを失いそうな時もあるので,自分を落ち着かせる自分なりの決まった方法も持っておきたい.「お子さんのことですからご心配ですよね」という言葉だけではなく,正面から患者や保護者と視線を合わせて話すのが一番丁寧である.実際に診察室では,すべての患者に毎回このような対応をしているわけではないが,相手の不安が特に強く,医学的な説明だけでなく心理的な配慮も必要と感じた時には,慎重な対応をしている.

　第二に,どんな子どもでも,一定の理解をさせることができるはずと考えることである.「直子ちゃんに元気になってほしいので,この注射をしますよ」と,子どもと視線を合わせて声をかけてから,注射をしたいものである.筆者は,こうした声かけは視線を合わせることがはっきりできないとも思われる月齢,発達段階でも行うように心がけている.生まれたばかりの子どもでも,発語がないような知的発達が遅れた子どもでも,その雰囲気は感じ取っているはずだからである.

(長谷川行洋)

伝え方のテクニック

保護者に子どもの現状を理解してもらうための話

　小児科外来を受診する患者と保護者は主訴として症状を語るが，症状とともに不安を抱いている．「熱はあるけれど，元気もあるし，きっと大丈夫」と不安がなければ受診をしないこともある．1人目の子どもと2人目の子どもでは受診のタイミングが異なるのも，経験の有無により不安の程度が異なるからである．1人目の子どもで経験したことは多少なりとも保護者に自信があるので，不安に陥る危険が小さくなる．また同じ発熱でも，乳児と幼児，昼間と夜間では不安の程度が異なる．**受診に不安はつきものである**．

＊

　受診のために診察室に入った時に有している疾患は，診察室を出た後も相変わらず治ってはいない．喘息発作で診察時に吸入をしたなど，診察前と診察後で症状がそれなりに軽快している場合もあるが，これは稀なケースである．通常の急性上気道炎や胃腸炎は10分程度の診察の前後では病状は何も変化していないにもかかわらず，患者や保護者は何かを納得し，不安が軽減し，何かしら安心して診察室を後にしているはずである．
　予防接種も同様である．予防接種を受けようか迷っている人が診察室に入ってきた．医師が説明することによって，接種を受けることを決断して，接種を受けて診察室を後にしたとする．実は，医師の説明を受ける前と後で，ワクチンそのものの安全性や有効性には何も変化が生じていない．ワクチンの成分や接種量を変更するなどの操作はしていないのである．ワクチンのリスクは変わらないにもかかわらず，医師の説明によっ

て，接種を受けようと行動変容を起こしたのである．

　医師と会話をすることによって，病気や症状，予防接種に関する保護者の認知に変化を与え，子どもの状況が全く同じであるにもかかわらず保護者が安心感を得る，あるいは治療，検査，処置，予防接種を受ける**行動変容を起こす**のである．この，保護者が納得して行動変容を起こすような会話は，新人の医師ではなかなかうまくできない．新人の頃，一生懸命説明したつもりでも保護者が納得できない表情をしていたり，上級医に再度説明を求められた経験は誰でもあるだろう．熟練した医師は経験則に基づいて，その機序を考えることなく，どこを攻めようかなどと慮ることなく，上手に説明しているのである．この上手な説明について考えてみよう．

なぜ理解してもらうことが必要か

　小児科医は保護者に，場合によっては保護者と子ども本人に，子どもの現状について，つまり症状，診断，治療方針などを理解してもらうために説明をする．説明の一部を資料を手渡して済ませることもあるが，その多くは会話をすることによって遂行している．会話であるからには相手のいることであり，一方的に話すだけでなく聞いてもらう必要がある．

　第2章に登場する小児科医（匠）の何人かは，会話の冒頭で受診に至る苦労や患者の苦痛をいたわる言葉かけをしている．共感することが話を聞いてもらえる一助となるのは事実だが，その場面では，共感の気持ちを伝える言葉が相応しかったということで，いかにも優しそうな声かけが共感として受け止めてもらえないこともある．たとえば，挨拶もそこそこに，最低限の質問だけですぐに診察や処置などの対応を始めることが「子どもの苦痛を早く楽にさせてもらえる」と保護者に喜ばれることもある．保護者を支援する気持ちを持つことは大切であるが，「大変でしたね」などと説明の冒頭に共感する言葉をかけることを手順として遵守する必要はないだろう．

言葉の意味・定義を共有する

　保護者に子どもの現状を理解してもらう前に，会話の中で意識しておく

ことがある．それは私たちが使う言葉の意味，定義を共有してもらうこと，納得してもらうことである．お互いが使う言葉の意味が異なっていては説明にならない．37.2℃の体温を「発熱」という概念で把握するのか，排便が2日間みられない状況を「便秘」としてとらえるのか，どのような皮疹を「アトピー性皮膚炎」というのか，医師と患者で言葉の定義が異なる状態で会話をすると話は通じなくなってしまう．

　これは医学的に正しい定義が理解できているかという意味ではなく，会話に参加している医師と保護者が同じ意味合いで言葉を使うことが大切ということである．医学的な意味合いから多少外れていたとしても，保護者が使う言葉を受け入れながら子どもの現状を説明するとよい．治療対象とならない軽微な症状も，保護者は何か重篤な疾病の一症状ではないかと不安になっていることがある．

　生後1か月の乳児を連れてきた母親が「この子は寝ると無呼吸になります」と訴えてきたとする．聞いてみると，寝ている時に5秒間ほど呼吸をしていない状態があることを心配していた．「5秒程度は医学的には無呼吸とはいわない」と説明することは簡単だが，保護者の不安の解消には直接的に結びつかない．「10秒以内の無呼吸は誰でも生理的によくみられる現象で，約5秒間の無呼吸状態があっても肺の中の酸素は十分あるので，本人が苦しいこともないし，特に何か病気があってのものではないと思われる」と，無呼吸であることは認めたうえでの説明が好ましいだろう．

　言葉の定義については，患者側が使う言葉だけでなく，医師が使う医学用語についても同様である．「お子さんの発熱は，カンセンが原因で，きっと保育所でうつされたのでしょう」と伝える時の「カンセン」が，必ずしも正しく理解されていない場合がある．「身体にウイルスや細菌など悪さをする微生物が入り込む病気を感染症といいますが，微生物を本人が作ることはできませんから，きっと保育所で同じクラスの子どもから何かをうつされてきたのでしょう」などと難しそうな医学用語の意味を伝えながら説明する．

*

　このように，保護者と，場合によっては保護者と子どもにわかりやすい言葉を使って現状を理解してもらうが，その目的は治療に参加する意思決

定をしてもらうことである．病気は勝手に治るものばかりではない．自然治癒するものもあるが，早く治るためには努力も必要である．少なくとも不用意に悪化させることがないように保護者や子どもが対応するべきことがいくつかある．治療に親子で参加してもらうために，小児科医は現状を説明しているのである．

保護者の意図を理解する

　医師が「気管支喘息です」「肺炎ではありません」「気管支拡張薬を使いましょう」「抗菌薬は使いません」などと診断や治療について直接的に伝えることがある．間違っていることを伝えているわけではないが，ただそれだけでは，いずれも子どもや保護者の困り感*の解消に直結するものではない．特に**保護者が予期した結果と異なる説明は，理解と同意に至るよりも態度保留あるいは拒否されやすい傾向がある**．「そんなはずはない」「それは困る」「自分の考えとは違う」という思いがあると，医師の説明を理解しようとする姿勢を失いかねない．医師の説明に怪訝そうな表情をする保護者は珍しくないが，おそらく思いどおりではない説明に戸惑っているのだろう．

　このような状況に陥るのを防ぐため，保護者にこちらの説明を受け入れてもらえるように，**会話のなかからあらかじめ保護者の意向を読み取っておくことが有効である**．「この子の兄が1週間前に同じように咳が続き，他の医療機関で肺炎といわれて抗菌薬をもらってよくなっています」と保護者が語る言葉には「この子も肺炎かもしれない．抗菌薬を処方してもらいたい」という意図が含まれている．また，「3年前に咳がひどくてRSウイルスの肺炎で入院したことがあります」という言葉には，「今回は適切な診断と治療を受けて肺炎による入院を防ぎたい」という気持ちが読み取れる．

　もしも保護者が心配している内容が把握できないようであれば，「いま，

---

* 「困り感」とは，嫌な思いや苦しい思いを解決できずにいる時に抱く感覚を示し，教育現場で使われることが多い．

一番心配な病気は何ですか？」「どんなことが最も気がかりですか？」などと直接尋ねることも有用である．心配事が適切に把握できれば，医師の説明も的を絞ることが可能になるのである．

具体的に説明する

選択肢を提示して具体的に説明する

　選択肢があると，他人の指示だけでなく自分の意思で選ぶという行為があるために，リスクを小さく感じる効果がある．治療の説明も同様に，「抗菌薬を使わない」という方針の説明だけをするよりも，「抗菌薬を中心とした投薬」と「解熱薬や去痰薬を中心とした投薬」について説明をして選択させるほうが，選択肢の違いが明確なので判断が容易になるとともに，治療の決定に参加している意識をもつことができるので，医師から指示された方法よりも継続できる傾向がある．

　白いドレスを示されて「このドレスの色がお似合いです」と説明を受けるよりも，赤いドレスと白いドレスを並べて説明されるほうがドレスの色という概念での違いが明瞭となり，自分で選択する気持ちが生まれ，自分が選んだ行為のために愛着がわき，このドレスを着ようという意思決定がなされるようになるのと同様である．

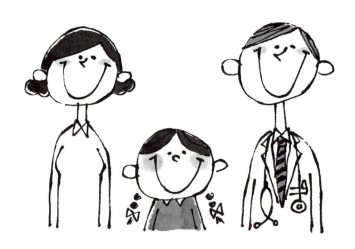

視覚に訴える説明をする

　説明する際に，**言葉だけの説明に加えて視覚的にわかりやすい資料を使うことで，より理解を深めることができる**．第2章でもそのような場面がいくつか登場する．これは身体診察をしている時の会話や，検査結果を説明している時も同様である．臨床実習で学生教育をするように，圧痛（顔をしかめる，手で払いのける）への反応，皮疹（紅斑，痂皮，水疱，苔癬化，色素沈着など）の違い，ヘルパンギーナの口内炎，リンパ節腫脹のふくらみ，鼓膜の発赤などの現状を視覚的に示しながら説明することにより，自分の目で確認した体験が理解を促進する．

　治癒する直前の水痘患者で痂皮の周囲に紅暈がある時に，指で皮疹周囲を押さえると紅暈の赤みが消退する様を見せて，「完全に治ると，このように周囲の赤みが消えて，かさぶただけになります」と皮疹の変化を示すことにより，素人目にはよくわからない発疹も不必要に心配することはなくなる．

　検査結果の説明でも数値の高低を指摘するだけでなく，該当臓器の図を使いながらその機序を説明したり，「尿潜血の（＋）は約1Lの尿に1～2滴の血液が混ざっている程度」と表現すると視覚的なイメージが連想できる．

比喩を使う

　素人が頭のなかで理解しにくい医学的な内容の説明で，「たとえば」と比喩を述べることは有用である．貧血を説明する際に，血液を財布の中のお金にたとえることもできる．「赤血球はお財布の中のお金のようなものです．財布に入ってくるお金の量と財布から出ていくお金の量が同じであれば，財布の中のお金は減りません．出費が増えれば，財布の中のお金が減りますが，これは出血による貧血です．鉄欠乏性貧血は血液の材料が足りないために，お金が増えてこないための貧血です」．比喩の題材は一般的な話題に求める．医師個人の趣味や経験を例示することは不適切だろう．

過去の経験になぞらえる

　病状の説明をする際に，根拠としてエビデンスとなる一般的なデータだけを示すより，親（相手）が持っているであろう経験を思い出してもらって

から，ここに医学的な説明を加えるとよくわかるようである．インフルエンザの病状を説明する時に，「抗ウイルス薬を使わなくても，発熱は平均して約3日間程度です」と表現するよりも，「当時はタミフルなどの抗ウイルス薬はなかったと思いますが，お母さんが子どもの頃に友達も含めて何日ぐらい学校を休んでいましたか．皆さん1週間も休んでいましたか？」と母親が子どもの頃にインフルエンザになった時のことを思い出してもらい，その症状についてデータに基づく解説を加えるほうが身近なデータと思えるようである．

保護者の反応が思わしくない時に

　説明をしていても，話を聞いている保護者の反応が鈍い，話を聞いていないようにみえる，頷いてくれない，このような時も稀ではない．受診してもらったからには何とか不安を解消させようと，症状の程度，診断名，病気の重症度，考えられる原因，投薬，家庭での対応方法など数多くの話題に触れ，食欲がないという訴えに「口当たりのよいアイスはどうか，ゼリーは好きか，果汁は飲めるか，せめて水かお茶はどうか，何でも好きなものを与えてみては」などと連鎖的な選択肢を提示することがある．しかしこれは，残念ながらさらに解決を難しくすることになる．

　保護者の反応が思わしくない時は，保護者が何かを拒否している可能性がある．保護者の意図を把握しかねると方向性を誤った提案が続き，提案の解説をさらに付け加えるために時間もかかり，数多くの説明のなかで整合性を失う危険もあり，結果として満足度の低い診療になってしまう恐れがある．診断や治療に対する消極的，あるいは積極的な抵抗に気がついた時はどのようにしたらよいだろうか．

積極的な抵抗への説明

　保護者が反論するなど，積極的に抵抗する場合は，これがむしろ真の要求のヒントとなる．保護者による思い違いが元の反論であれば誤解を正せばよいが，そうではない反論はその真意を探るために，口を挟むことなく，ここでは頷いて「そのとおり，ごもっとも」と**傾聴する姿勢で臨む**．

「こんなに高い熱がずっと続いていて，抗菌薬も使わないで大丈夫ですか？　肺炎になって入院してしまったらどうするのですか？」と保護者が反論を一通り話し終えたら，その言葉に含まれるキーワードを使って，「熱が高いこと，熱が続くこと，抗菌薬を使わないこと，肺炎になること，入院になること，このなかのどれが一番心配ですか？」と質問してみる．保護者に語ってもらうことができれば，**一番不安な点から説明をすればよい**だろう．

消極的な抵抗への説明

　逆に反論もなく「わかりました」と言いながら，治療に参加しない消極的な拒否という態度を示す場合は，**その拒否に医師が気づかないことがある**．説明に反論する人は問題点が明確になりやすく，その疑問が解消されれば十分に理解が深まった対応をしてもらえるが，「もう説明は聞きたくない，結構です」という意味合いでの「わかりました」を見逃すと，誤診や治療の遅れにつながる．

　拒否の姿勢に気がついた時点で，もう一度最初から話を聞くことが結局は問題解決の近道だが，できればこのような消極的な拒否をさせないことが一番である．このような反応は，(保護者は明日，保育所に登園させたいのに)「明日の保育所は休んでください」，(保護者はステロイドを使いたくないと思っているのに)「ステロイドをしっかりと1日3回塗ってください」，(かぜ薬の処方をしてもらいたいと思っているのに)「特に処方する薬はありません」と，**保護者の意向を否定する提案が選択肢もなく告げられる時に多い傾向がある**．

　保護者の意向に対して否定的な対応を指示する時には，選択肢として「今日のうちから病児保育の予定を入れておいては？」「緊急性はないので保湿剤だけであと2日様子をみましょう」「とりあえず薬は出すけれど使わないという方向性も考えましょう」など代替提案を提示するか，場合によっては「保育所に行ける可能性を検討し，いろいろと考慮しましたが，病状から無理だと思われます」という表現方法を用いる．いずれにせよ，**何か事態が好転する介入，よくなる結果**(子どもを預けて仕事に出られるなど)**が期待できる説明**があれば，この医療機関を受診してよかった，こ

の医療機関を選んだ私は正解だったと思ってもらえる．

　また，この消極的な拒否を見つけるために，保護者が説明に対して「わかりました」などの承諾の意向を表明した後で，「1日3回，薬は塗れますか？」などと**説明の内容について保護者に質問してみるのもよい**．これは本当に医学的な内容を理解しているかを知るためではなく，拒否あるいはまだ態度を決めかねているのではないかを確認するためである．

子どもを介した説明

　必ずしもうまくいくとは限らないが，保護者の反応が思わしくない場合に，話す相手を変えて**子どもに直接話してみると有効なことがある**．子どもに向かって「明日，学校は行けないけれど大丈夫かな」と話しかけることによって，「明日は発表会だから本当は行きたい」などと別の理由が判明することや，「頭痛いから行きたくない」などと子どもの状況を保護者に再認識してもらえる契機になることがある．

医師が話すことだけが説明ではない

　指導医として研修医の診療の様子を見ていると，**医師が一方的に語るだけという説明**がほとんどである．優秀な研修医は知識も豊富で，伝えたい情報がきっと数多くあるのだろう．しかし一般的に講義や講演でも**約1時間で伝えられることは概ね3つまで**，あとは覚えることは難しく，時間の無駄になりかねない．上手な説明方法の1つに，**医師が質問をする**という手段がある．

＊

　4歳の男児，39℃の発熱が3日間続いて咳もあるので受診した保護者がいたとする．高熱であること，3日も続くのは初めてで心配とのことである．現病歴と診察所見からウイルス性の急性上気道炎で，体重減少はなく，特に合併症もなく，重症度としては軽微と診断したとする．

> **医師**　耳は痛がりますか？
> **保護者**　いいえ．

> 医師　中耳炎はなさそうですね．身体に発疹は出ましたか？
> 保護者　いいえ．
> 医師　川崎病や麻疹などの重症な病気はなさそうですね．食欲はありますか？
> 保護者　好きなものは食べています．
> 医師　体重もちゃんと増えているようですし，脱水もなく，全身状態はよさそうですね．

　保護者としては重篤な病気が心配で受診したことは事実だが，医師の質問に「いいえ」「いいえ」「食べている」と答えている間に，「他に困った症状もないし，それなりに元気なのかな」と自分自身で納得して不安を解消するように導いている．説明したいことを保護者に質問することにより，一方的に指導されているという雰囲気を解消することができる．

　さらに，保護者から首尾よく質問を引き出すことができれば，子どもの現状の理解をさらに深めることもできる．

> 医師　咳もつらそうですね．夜間の咳もひどいでしょうね．
> 保護者　咳込んで何度も目を覚まします．こんなに咳がひどくて，苦しくはないのですか？
> 医師　確かに咳はつらいと思います．大人でもお茶を吸い込んで，むせて，涙が出るぐらいにひどい咳をすることがありますよね．あれはつらいです．でも咳のひどさと呼吸の苦しさは別です．たとえば100mダッシュを3回やったとしたら，どのような呼吸になりますか？　口を開けて肩を使ってゼーゼーするでしょう．それが苦しい呼吸です．その時，咳はあまり出ませんね．でも息が苦しくて，飲んだり食べたりできないし，すぐに話すことも苦しくてできないでしょう．
> 　それに対して，いまのお子さんを見てください．口を閉じて呼吸しています．ゼーゼーもしていません．咳をしていない時の呼吸は全く苦しくないはずです．われわれ小児科医は，適切な治療のために咳のひどさよりも呼吸の苦しさを重要視しま

> す．確かに咳はひどいかもしれませんが，呼吸は穏やかです．重症な肺炎などはないでしょう．

　保護者の「苦しくはないのか？」という質問に答える形で，子どもの呼吸器症状について説明をしている．**聞かされる情報よりも，聞きたい情報のほうが理解は進む**．保護者に子どもの現状を理解してもらうために小児科医ができることは，語ることだけではない．質問をする，質問をしてもらう，を駆使することでよりわかりやすい説明ができるようになるのである．

誰の発語で説明が終わるか（挨拶を除く）

　診察も含めて一通りの説明もすみ「さて，次の患者さんに移るかな」と医師が思う時に，「では，お薬を出しておきます」「次回の予約は来週に入れておいてください」と診療を終わらせることがある．これは，患者側からすると「もうこれでおしまいです．これ以上の質問は今日は受け付けません．このままお帰りください」という意味に聞こえるだろう．

　しかし，受診したついでに聞いてみようと思っている軽微な症状が，実は疾患特異性のある症状で，診断価値が高い可能性もある．帰り際にドアノブに手をかけて，そこで思いついたように振り返ってする質問をドアノブクエスチョンというが，ドアノブクエスチョンで保護者が「顔色が白くてね」と訴えた3歳の女児が，急性白血病だったこともある．ドアノブクエスチョンに対しても，必要なら再び診察を行って説明することが重要である．保護者に子どもの現状を理解してもらうためには，医師の最後の言葉は，常に同じようなものになるだろう．

> **医師** 他に何か気になることはありませんか？

保護者に子どもの現状を理解してもらうために小児科医が行うこと

　医師は権威があるから診断できるのではない．十分に知識と能力がある人に医師免許が交付されたのであって，その能力を発揮して初めて，医師としての役割を果たすことができるのである．医師免許があるから患者が医師の指示に従うのではなく，なぜこの診断と治療方針を考えたのかを納得させることによって治療に協力してもらっている様が，医師の指示どおりに振る舞っているように見えるだけである．一日中子どものそばにいる母親が「肺炎では？」と思っても，5分診ただけの医師が「かぜでしょう」と判断する．この違いを納得してもらえる説明をすることが，小児科医の仕事なのだろう．

（崎山　弘）

COLUMN 1

スタッフが伝える

　医師-患者関係は決して主従関係ではないが，健康について専門性に基づいた意見や指示を委ねる患者側が治療を行う医師に比べて弱い立場であることは否めない．権威によって意に反した検査や治療を患者側に強いる気持ちはないと医師が思っていても，医療の内容を理解することよりも医師の機嫌を損なわないためにとりあえず医師の指示に従って「はい，わかりました」と言うべきと患者側に受け止められていることがある．
　看護師など医療スタッフは，医師よりも患者サイドに寄り添う姿勢を示しやすい．役割分担として，生活に密着した情報提供（保育園に通える目安，食事の内容など）については，看護師などが説明することで疑問点も質問しやすくなり，納得して受け入れてもらいやすくなることがある．

（崎山　弘）

第2章

状況別 保護者の疑問・訴え

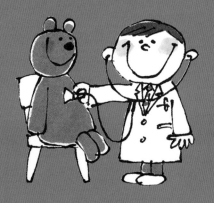

> 診察を始めましょう

「メモに経過を全部書いてきたので読んでください」

> 症例の背景

5歳の男児．3週間続く咳のために来院した．患児を連れてきた母親に問診を始めたところ「これに全部書いてきたので読んでください」とメモを渡された．

```
4月3日：友達と遠隔地にある遊園地へ行った．
4月4日：咳が出はじめた．
4月5日：Aクリニック（薬）．
4月12日：保育園の午睡の時に咳がひどかった．
4月15日：B耳鼻科．中耳炎といわれ，抗菌薬が処方された．
4月18日：保育園で37.5℃．
4月23日：夜中に咳込んで吐いた．
```

> 説明の要点

- 経過をメモにまとめてきたことをねぎらう．
- 問診は事実の時間経過を確認するだけではなく，より具体的に病状を知る必要があり，それは本人もしくは保護者の言葉の表現そのものであることを伝える．

使ってはいけない表現

- 「あなた（保護者）の言葉で話してください」

➡保護者は，医師の前では緊張して要領よく話せないためメモを作成したかもしれない．

伝え方の具体例（保護者）

医師 経過を書いてきてくれたのですね．ありがとうございます．（メモに目を通したうえで）さて，いくつか確認したいこともあるので，経過をお話しくださいね❶．咳が続いているということですが，遊園地へ遊びに行った翌日から始まったのですね．最初の頃はどんな咳でしたか？

母親 最初はコンコンという乾いた感じの咳でした．

医師 コンコンという乾いた咳だったのですね．それは昼と夜で差がありましたか？

母親 最初は夜，寝入りにコンコンしていました．

医師 最初にAクリニックを受診されていますが，何と診断されましたか．また，どんなお薬が処方されましたか．

母親 診断は特に……．お薬は咳止めといわれました．

医師 12日から咳が増えたと書かれていますが，この時期の咳もコンコンという咳だったのですか．

母親 いいえ，痰がからんだ湿った咳です．

医師 咳が湿ってきたのですね．記録には鼻水については書かれていませんが，いかがですか．

母親 鼻水はありません．でも，咳が湿ってきた頃から，鼻の奥に鼻水が溜まったような感じで，口で呼吸していました．それでB耳鼻科に行ったのです．中耳炎になっていると言われて，抗菌薬を処方されました．

医師 抗菌薬はきちんと飲めましたか．

母親 最初の1回は飲みました．でも，次からは苦いから嫌だと飲みませんでした．

医師 熱は18日に保育園で37.5℃ですね．他の日はいかがですか？

「メモに経過を全部書いてきたので読んでください」

| 母親 | 18日だけです．それも帰宅後は36.8℃に下がっていました．|

伝え方の具体例(子ども)
| 医師 | お母さんは君のことを書いてきてくれたけど，君からも直接聞きたいからお話ししてね．今日は，保育園で何をして遊んだ？
| 子ども | お友達と鬼ごっこをした．
| 医師 | 鬼ごっこをしたの．その時は咳は出たかな？
| 子ども | 遊んでいる時は出なかったよ．

解説
❶メモを問診の入り口として活用する

　メモを出されたらどのように対処したらよいか．筆者の場合，さっとメモに目を通して要点を把握したうえで，さらに必要な点を詳細に問診していくようにしている．急性疾患で数日の経過であれば，メモに目を通すといっても1分もかからない．「4月4日から咳．4月12日咳がひどくなる」と書いてあったとする．最初の咳はどんな咳だったのか，1日のなかでどの時間帯に咳をしていたのか，咳がひどくなるとは具体的にどんな様子なのか，食欲や睡眠への影響はあるのかなど，追加の問診事項は必ずある．メモをもとに問診を進めることで医師は必要十分な情報を得ることができ，患者は話をよく聞いてもらったと双方に満足度の高い診療となる．

＊

　筆者の経験であるが，他の医療機関で発達障害と診断されている児が来院した時に，保護者から長い経過をA4用紙数枚に記載したレポートを「子どものことがすべて書いてあります．読んでください」と渡されたことがある．手書きの文字で埋められたレポートとそれを持つ保護者のわが子を理解してほしいという表情に身がひきしまる思いを抱いた．しかし，その日は外来が混雑していたため，その場ですべてを読む時間を取れず，その日の診療に必要なことを口頭で話してもらい，文書は診察時間外に読むことにした．預かった文書は，その後の患者とのコミュニケーションの取り方の参考になり，保護者との信頼関係の構築にも役立った(➡ COLUMN 2, p30)．

(川上一恵)

外来でよくみる症状・訴え[発熱・けいれん]

「初めての熱性けいれん，心配です」

症例の背景

3歳の男児．いままでけいれんもなく，発達の遅れなどもない．突然，全身間代性のけいれんを起こしたが1〜2分で治まり，眠ってしまった．けいれんの後に体温を測定したら39℃台の発熱があり，慌てて救急外来を受診した．診察したところ，特記すべき異常はなく，熱性けいれんであると考えられた．

説明の要点

- けいれんは重症だと思われがちだが，熱性けいれんであれば，そうではなく，稀な疾患でもないことを伝えたい．
- 熱性けいれんが今後，悪影響を与えることはないことを伝えたい．

使ってはいけない表現

- 「熱が出ていることに気がつかなかったのですか!?」

➡熱性けいれんは熱の上がりはじめに起こることが多く，けいれん前は発熱に気がついていないことも多い．けいれん前の状況をしつこく追及すると，どうしてけいれんが起こる前に気がついてあげられなかったのかというニュアンスになりやすい．事前にけいれんを予測することは誰にもできないという意識が大切である．

伝え方の具体例（保護者）

　それは，ご心配でしたね．もうけいれんはすっかり止まっているので，心配ないですよ．ひと眠りして目が覚めれば，いつもの状態に戻っています．緊急性のある病気ではないと思われますので，ご安心ください❶．

　小さな子どもは，特に重い病気ではなくても，脳の未熟性により発熱の刺激でけいれんを起こすことがあります．これを熱性けいれんと呼びますが，その状態と考えてよさそうです．単純に熱性けいれんであれば，それが5回起ころうが，10回起ころうが，その子の成長や発達に悪影響を与えることはありませんし，小学校に入るくらいの年齢になれば，脳の成熟に伴って自然に起こらなくなります❶．

　ただ，ちょっとしたかぜであっても，ひきつけを起こしやすい体質だと発熱の刺激でけいれんが起こるので，発熱するとまたけいれんが起こる可能性はあります．これは，熱が出るたびにけいれんを予防する坐薬を使ってあげれば，ほぼ確実に予防できますが，それをどのように使うかは，かかりつけの先生にご相談ください❷．

　ご家族に，小さな頃に熱が出るとけいれんを起こした方はいらっしゃいますか？　もしいらっしゃるとしたら，その方は大きくなって，何の問題もないでしょう？　この子も同じように，何の問題もなく経過しますよ❸．

　解熱薬で熱を下げれば，けいれんが起きにくくなることも証明されていませんし，逆に解熱薬の効果が切れた時の再上昇でけいれんが起こりやすくなることも証明されていません．これまでと同様に使われると思いますが，かかりつけの先生にご相談ください❹．

解説

❶伝えたい意図

　初めてけいれんを見た保護者は，このまま死亡するのではないかというくらい，心配している状況が多い．また，けいれん後は眠っていることが多いので，本当にけいれんが止まっているのか，この後戻るのか，心配していることも多い．まずは，すでに心配のない状況であることを説明す

る．また，熱性けいれんは独立した1つの病気というより，単に脳の未熟性により起こるもので，学齢期になれば，後遺症もなく自然に軽快することも説明する．

❷伝えたい意図

再発予防のジアゼパム坐薬(ダイアップ®)予防投与に関しては，それぞれの主治医の判断によって，いろいろな考えがあるだろう．筆者は救急外来などで初診の再発患者を診察する時には，「かかりつけの先生から，どのようにお話を聞いていますか？」と聞くようにしている．再発予防について主治医として話をする時には，リスクとベネフィットを考えて判断すべきである．2度目，3度目のけいれんが起こっても，その子の成長や発達に悪影響を及ぼす心配はないので，無投薬で経過観察してもリスクはない．一方，ジアゼパム坐薬を予防投薬しても大きな副作用はないので，これもリスクはない．結局，予防投薬してもしなくても，患児は最終的に何の問題もなく経過する．どちらを選択するかは，その時の状況と親の性格や生活状況によるのだろうと筆者は考える．

① 1/3の確率で2回目の熱性けいれんはありうる(逆に2/3は再発しない)，②ジアゼパム坐薬の予防投与をすれば再発はほぼ確実に予防できる，③単に熱性けいれんであれば複数回再発しても予後に影響しない，④ジアゼパム坐薬の予防投与に大きな副作用ない．この4点を伝え，熱が出るたびに心配で夜も眠れないという保護者には，ジアゼパム坐薬の予防投与を勧めるし，なんとなく大丈夫そうだと感じている保護者には，経過観察のみを勧めている．

❸表現の工夫

家族歴は確認の必要があるが，家族歴があるからマイナスということではなく，その方の転帰を患児の予後の安心材料に使いたい．保護者が経験している安心できる具体例を示すことで，「心配しなくてよい」という説明に納得できるようになる．

❹伝えたい意図

解熱薬に関しては，使って予防できるというエビデンスもないし，使ってリスクが上がるというエビデンスもない[1]．保護者と相談しながら対応を決める．

1) 日本小児神経学会(監),熱性けいれんガイドライン策定委員会(編):熱性けいれん診療ガイドライン 2015. pp62-64,診断と治療社,2015.

(佐藤博司)

COLUMN 2

メモを持参してもらう利点

　多くの患者(小児科では保護者が患者の代理人として語る)は,メモもなく「だいぶ前から咳が止まらなくて」とか「今朝から熱です」というように,一番気になっている症状を中心に語り始める.立て板に水のごとく時系列に並べて話してくれることはめったにない.行きつ戻りつ,時には兄弟のことに話が飛び……聞いている医師や看護師が頭のなかを整理しながら聞かないと経過が整理されない.混んだ外来で要領を得ない話を延々とされると,こちらの気持ちがイライラしはじめてしまう.

　では「これに全部書いてきたので読んでみてください」と小さな字でびっしりと埋められたメモを渡されたらどうか? 小児科医が集まる席で聞いてみると,多くが「お母さんの言葉で伝えてほしい」とメモは受け取らず,保護者にメモを見ながら語ってもらっているということだった.診察の最初,問診は信頼関係を結ぶうえで大切な場面となる.せっかくメモを書いてきた保護者に対し,その努力を認める言葉かけはその後の診察を円滑に進めることにつながる.時には子どもに聞かれたくない内容がメモに記されていることもある.したがって,メモを受け取ることもせずに「口頭で!」と要求するのは勧められない.

　一方,一部の医師はメモを持参することを歓迎していた.先にも記したように保護者のまとまりのない話で時間をとられるより,メモになっているほうが効率がよいという理由だった.しかしメモを読むだけで詳細を問診しないまま,診察に進むことも勧められない.保護者が十分な情報を記しているとは限らないからである.

(川上一恵)

外来でよくみる症状・訴え［発熱・けいれん］

「発熱したら体は温めるの？冷やすの？」

症例の背景

1歳の男児．初めての発熱．昨日より鼻水，咳，発熱があり受診する．「初めての熱で，今朝は39℃もあります．昨日は手足が冷たくて，たくさん着させていますが汗をかきません．熱冷ましも使いましたが，全然下がりません．こんなに熱が高くて，頭は大丈夫でしょうか？ 悪い病気ではないでしょうか？」と両親は不安そう．児は服を着込んで毛布にくるまれ，顔は真っ赤．末梢循環はよく，他のバイタルサインも安定しているが，ややぐったりしている．

服を脱がせ，診察を開始した．咽頭発赤はあるが，多呼吸，陥没呼吸，喘鳴は認めず．食欲はいつもの半分程度で，水分摂取は保たれ，排尿もほぼいつもどおりとのことであった．また今月から保育園に行きはじめ，鼻水，咳のかぜが流行っていること，特記すべき既往歴はなく，ワクチン接種も標準的なスケジュールに沿って順調であることを確認した．そうこうしているうちに，児の顔の赤さが改善し笑顔がみられ，おもちゃで遊びだした．体温を再度測定したところ，38.7℃であった．「体温はあまり変わらないのに，なんだか元気になりました」と両親．急性上気道炎と診断した．

> **説明の要点**

- 家族の心配を共有しつつ，発熱に関する正しい医学的情報を提供する．
- 急性発熱の大半は予後良好なウイルス感染症であり，熱の高さと病気の重症度は一般的には相関しないことを伝える．
- 特殊な状況を除いて，高熱そのもので脳に障害が起こることはないことを伝える．
- 発熱時のケアについて共有し，再診のタイミングを家族に説明する．

使ってはいけない表現

- 「かぜですから，しばらく熱が続いても仕方ありません」

➡大半はウイルス感染症であるため，治癒までに一定の時間を要することは事実であるが，その一方で，外来を受診する主訴として最も多いのが発熱であることから，いかに保護者が発熱に対する心配や不安を抱えているかを察するべきである．

- 「子どもは熱に強いです．でも，ご心配なら解熱薬を使ってください」

➡大半は軽症のウイルス感染であるが，鑑別疾患は多岐にわたり，少数とはいえ重症な疾患が潜んでいる．数多くの受診者のなかから重症者をいかに早期に，確実に見つけ出すかが診察する医師には求められている．また，川崎病など一定の経過の後に初めて診断に至る疾患もある．それらのことを保護者と共有しないまま解熱薬の使用のみを指示することは，何ら診断を行っていないことに加えて，受診のきっかけとなる大切な症状である発熱をマスクさせ，適切な再診のタイミングを奪ってしまう可能性がある．

> **伝え方の具体例（保護者）**
>
> 初めての発熱でご心配ですね．顔は赤くて手足も温かいので，熱は上がりきったようです．いまは熱がこもらないほうが体が楽なので，掛け物を外して肌着のみになりましょう．大人でも発熱の時に，ゾクゾクして厚着したくなるタイミングと，暑くて薄着になりたいタイミ

ングがありますよね．子どもも同じです❶．

　診察からは，いわゆるかぜと考えます．保育園に行きはじめると，かぜをひくことが増えますね．かぜの原因の約9割がウイルス感染症です．特効薬はありませんが，3～5日ほどで熱は下がり，1週間くらいで症状がなくなります．高い熱であることも心配な点の1つだと思いますが，熱の高さと病気の重さについては，一般的には関連がないとされています．病気にかかることで，体温調節中枢の設定温度が上がり，発熱が引き起こされます．発熱は病気にかかっていることの重要なサインですが，大切なのはどういう病気が発熱の原因なのかということです❷．原因の大多数は感染症です．通常，引き起こされる体温上昇の程度は40℃ほどとされます．その範囲内の体温では，脳をはじめ人間の臓器は高温に耐えられるといわれています

　いったん体温調節中枢の設定温度が上がると，目標の温度まで体温を上げることになります．体の表面から熱が奪われないよう皮膚の血管を締めるため，手足の先の色が悪くなり冷たくなります．また筋肉を震わせて熱を作り出すため，がたがた震えます．こうして病気が治るまでの間は，上昇した一定の設定温度を保つように体温の調節が続き，高体温が維持されますが，調節中枢で体温が管理されているため，人為的に熱がこもるような状況を作り出さなければ，無制限に体温が上がり続けることはありません．一方で，病気が治ると設定温度が平熱に戻ります．汗をかいて熱を体の表面から奪うことで，効率よく体温を下げていきます．病気がまだ治らず，設定温度が高いうちに強制的に保温して汗をかかせても，平熱になるわけではないのです．また，熱がこもりすぎないように過度の厚着を避けることも大切です．

　熱がある間は，お子さんの不快感にうまく対処しながら，発熱の原因について考えていくことが大切です．原因の大多数は感染症ですが，重症な感染症は早く見つけ出すことが大切です．また，川崎病など感染症ではない病気もあり，これは経過をみていかなければ診断がつきません．ウイルス感染症であれば3～5日ほどで解熱することが多いので，まずまずの元気さが保たれていればゆっくり療養しましょ

う．また，熱がある時は，お腹の動きが悪くなり食欲が落ちます．糖分，塩分が含まれる内容で，おしっこの量が保たれる程度水分がとれていれば，きちんとした食事をいつもどおりに食べられないことを慌てる必要はありません❸．

　解熱薬は病気の経過に決定的な影響を与えることはありませんが，少し体温が下がると，水分をとりやすくなったり，眠りやすくなったり，発熱に伴う不快感が減ることはあるので，お子さんの様子が落ち着きにくい時は，指示されている範囲内で使うことは構いません．解熱薬を使っても，体温の変化がわずかな時もありますが，そのことが病気の重さを意味しているわけではありません❹．

　体温はあまり変わらないですが，少し元気になりましたね．先ほどは，熱がこもって，暑くてつらかったのだと思います．いまはかぜの可能性が高いと考えますが，かぜであっても熱が下がるまでには数日かかることが多いので，その間，お子さんのしんどさにうまく対処していくことはとても重要です．

　熱の高さよりも，ぐったりしている，水分摂取ができていない，強く痛がっているなどの様子がある場合は，そのタイミングで診察が必要です．厚着をさせていないのに41℃に達するような高体温の時，熱が高いまま眼が赤くなる時や，発疹が出てきた時も受診してください．発熱が○日以上続いたら再度の診察が必要です．状況に応じてこまめな対応が必要で，お父さんお母さんも大変だとは思いますが，いつもどおりの元気なお子さんに戻るまで，一緒に気をつけながら様子をみていきましょう❺．

解説

❶ 表現の工夫

　発熱がある時に子どもの体に起こっている変化を，保護者は手の感覚などで敏感に感じ取っている．それらの持つ医学的あるいは生理学的意味や意義を，わかりやすい言葉で伝え，共有し，自らの体験と重ねさせることで発熱への理解を深め，ホームケアの一助としてもらえるよう工夫する．

❷ **伝えたい意図**

　発熱はあくまでも症状であり，大切なのは原因疾患の緊急度，重症度である．発熱のみに集中しがちな保護者の気持ちを，「発熱している子ども」の全体像を見渡す方向へ変化をもたらすべく，適切な説明を心がける必要がある．

❸ **伝えたい意図**

　初めての発熱であるので，ホームケアについても丁寧に説明する．起こりうることや，心配ない範囲を伝えておくことで，保護者が過剰な不安に陥らないようにしておきたい．

❹ **伝えたい意図**

　発熱は症状であって疾患そのものではないことを保護者と共有し，診察を通して想定される発熱の原因疾患を可能な限り示し，暫定診断に基づいた今後の経過の予測を保護者と確認し合うことで安心感を与える．

❺ **伝えたい意図**

　診察を締めくくるにあたって，予測された経過と異なる場合など，再診のタイミングについても保護者との十分な共有が必要である．

〈鈴木知子〉

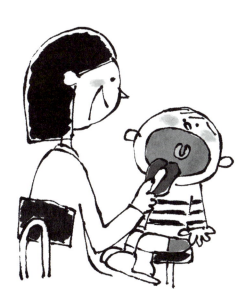

外来でよくみる症状・訴え［発熱・けいれん］

「解熱薬はどう使えば効きますか？」

症例の背景

　2歳6か月の男児．保育園に入って2か月経過するが，その間に38℃以上の発熱のエピソードを4回ほど繰り返している．今回は2日前から39.2℃の発熱があり，外来を受診した．軽い咳と鼻水がある．水分もとれ，よく食べている．
　「2～3日は熱が出るから，水分を十分にとって様子をみてください」「水分が十分にとれない時や，ぐったりした時は，解熱薬を使用してね」と他の医療機関の医師に昨日言われたが，不安でたまらない．当日，両親と祖父母も同伴で来院した．「時々頭を痛がる．熱で頭がおかしくならないか」「夜中，寝ているのを起こして熱さましを使った」と話している．頓服で5回分処方された解熱薬も，昨日からすでに4回使用している．「解熱薬を使っても熱が下がってくれない．どう使うと熱が下がるのか？」と尋ねられた．

説明の要点

- 発熱は感染症や炎症性疾患の正常な反応としての症状であり，治療すべき疾患そのものではない．症状のつらさや重篤感と病気の重症度が一致しないことを伝えたい．また高熱だから重症，微熱だから軽症ではないこと，発熱していても患児が元気にしていれば，無理に解熱薬を飲ませる必要はないことを伝えたい．

- 解熱薬の投与は解熱を目的とするのではなく，高熱や原因疾患による患児の不快感をとるために使うことが理解できるような表現を使う．解熱薬を使った解熱は一時的なものであって，原疾患が治っているわけではないことを伝えたい．
- 注意点は年齢により異なる．6か月未満の乳児においては，体温調節中枢そのものが未成熟であり，解熱薬の効果が不安定で副作用が出やすいので原則として使用しないこと，また生後3か月未満児の発熱は，髄膜炎，尿路感染症，敗血症などの重症細菌感染症の可能性もあることを説明する．
- 生後6か月以降であれば，解熱薬を使用しても構わないが，いわゆる「かぜ」であれば3日以内に解熱する．一般状態と随伴症状を理解させたい．

使ってはいけない表現

- 「熱ぐらいで頭がおかしくなることはないので心配ありません」

➡熱が心配で受診しているのだから「熱は心配ない」と一方的な説明をしても納得できるはずがない．医師として保護者が心配していることは事実として受け止める必要がある．

- 「感染に伴う防御反応としてサイトカインが作られるから発熱は必須です．解熱薬を使っても熱が下がらないことは，医学的にもしょうがないことです」

➡専門用語を並べても，誤解されることはあっても理解される可能性は少ない．医師には発熱について責任がないような表現もふさわしくない．

- 「大丈夫です」

➡保護者は，熱によって起こる様々なことに不安を抱いている．ただ「大丈夫ですよ」と話しても，保護者には伝わらない．「何が大丈夫なのか」「私の不安は解消されていない」と，むしろ不安や不満を募らせることにもなりかねない．

- 「熱だけで，また来たの？」

➡医療機関を受診すれば，必ずしもいままでの症状が軽くなるわけではないが，やはり保護者は熱が心配なのである．つっけんどんな態度は以ての外である．「どうせただの熱」と見下す態度はとってはいけない．保護者の

訴えを軽視すると疾患の徴候を見落とすことがある．
- 「解熱薬は必要ないから，出さないよ」

➡発熱に対する十分な説明をし，保護者が納得したうえであれば構わない．納得させずに，「教科書にはこう書いてあるから」と高圧的に対応すると，さらに保護者は不安になる．

> **伝え方の具体例（保護者）**
>
> 　もう3日も熱が続いていて，毎日39℃を超えているのですか．夜もよく眠れないようなので，心配でしょう❶．うわごとなのか寝言なのか，つじつまの合わないことを言うのも心配になりますよね．
> 　しかし，熱が高いことや熱が続くことと病気の重症度は，実は一致しないのです．この2か月で何回も熱が出ることも❷，保育園に通っている子どもでは珍しいことではありません．保育園に入って1年間はしょっちゅう熱が出ることが多いですよ．多い子では毎月熱を出します．1年経てば，免疫がついてだんだん熱を出さなくなります．お父様もご自身が虫歯で歯が痛い時に，痛み止めを飲むことがあるかもしれません．しかし，いくら痛み止めを飲んでも虫歯は治りませんよね．発熱と解熱薬の関係も一緒です❸．
> 　その他，以下に示すような言い方を組み合わせて患者への説明を構成している．
>
> 「熱が心配なんですね．何か不安がありますか❹」
> 「熱があっても，吐いたりけいれんを起こしたり意識がない，ということがなければ大丈夫です．高い熱で頭がおかしくなることはありません」
> 「熱さましを使っても熱は下がりませんよ．使えば少しは下がるかもしれませんが，1時間たてばまた上がります．熱があってぐったりしている，水分もとれない，ご飯も食べない時は，一時的に使ってみてもいいでしょう．少し熱が下がって楽になった時に水分や食事を与えてください」
> 「熱があっても水分がとれ，元気であれば大丈夫です．熱がなくてもぐったりしている時は要注意です」

> 「病気そのものが治らなければ，いくら熱さましを使ってもまた上がります．熱さましは使ってもよいし，使わなくてもよいし，一種のお守りだと思っています．私はあまり使わなくてもよいと思うけど」
> 「39〜40℃の熱が3日くらい続いて，熱が下がってから発疹が出れば突発性発疹でしょう．いまの時点ではわかりません．発疹が出て，初めて診断できます．肺炎であれば熱が続いて咳がひどくなります．高い熱が5日以上続いて目が真っ赤になって変な発疹が出なければ，川崎病も大丈夫です❺．いまはのどが少し赤いだけですので，のどのかぜということで，お薬を出します．熱さましは使っても使わなくてもいいですよ」
>
> これらのように随伴症状や病気について十分に説明し，患者(保護者)を不安にさせないように，同じ目線で応対したい．

伝え方の具体例（子ども）

子どもは自覚症状を的確に伝えることがなかなかできないため，保護者との対応が主となる．ただ，ある程度の年齢であれば，「お咳が出るの？」「頭が痛いの？」「ごはん，食べられる？」「ポンポン，痛い？」などの質問には答えてくれるし，「かぜだから，お薬ちゃんと飲んでね」「ジュース，飲んでね」「具合が悪くなったら，お母さんにちゃんと言うんだよ」とやさしく伝えると，子どもも納得してくれる．

できるだけ子ども自身に語らせてみよう．子どもは大人よりも不安や痛みをうまく表現できず，大人の言葉に誘導されて誤解や混乱を招くことがあるので，子ども自身の言葉で語ってもらうことが重要である❻．子どもにわからない医療用語を使うことは避け，子どもの納得を得ること，そして「あなたの味方だよ」と保護者と一緒に見守っている姿勢を示すことが大切である．

解説

❶伝えたい意図

不安な保護者への心配りを忘れない姿勢が大切である．まずは保護者を

落ち着かせて，ゆっくり話す．相手を否定的に扱わない．保護者の目を見て話すことによって，真摯な気持ちも伝わる．
❷表現の工夫
　保護者が訴えた症状をそのまま反復する表現を使うことによって，「あなたの訴えはちゃんと聞いています，理解できています」ということを伝えることができる．
❸表現の工夫
　虫歯と痛み止めの関係をたとえ話として示すことにより，発熱と解熱薬の関係を具体的に認識しやすくなる．
❹伝えたい意図
　こちらが知らないことを保護者に教えてもらうという態度で聞く質問である．不安を聞いてもらったことで，保護者は自分を受け止めてもらえたという信頼感を抱く．熱の出る理由がわからないと不安になる．何とかしてほしくて医療機関を受診しているので，これに安易に応えようとすると，医師の側も不要な解熱薬を処方してしまう．
❺伝えたい意図
　いわゆるかぜと思っても，ただ「かぜです」と伝えるのではなく「ウイルス性の上気道炎ですから3〜4日で熱は下がるでしょう」と説明するとよい．たとえば，アデノウイルス感染症は迅速診断ができるので，「4日くらいは熱が出ます」と具体的な見通しを語ることが可能である．白血球数とCRPの迅速検査をしてウイルス感染症のデータを示せば，「この熱は待つしかない」ということを理解してもらえる．発熱の原因を説明し，自然治癒することを伝えられれば，保護者の安心を得ることができる．
❻表現の工夫
　ある程度の年齢になれば，「高い熱が続いているね，いつもの具合を10とすると今日はいくつくらいかな？」と客観的な表現に置き換えて話すとよい．保護者よりも，子どもに問いかける．子どもに耳を傾け，子どもに向かって説明する．

（三浦義孝）

外来でよくみる症状・訴え[発熱・けいれん]

「どういう時に救急車を呼んでもよいのでしょうか？」

症例の背景

1歳6か月の男児．本日の夕方から39.4℃の発熱あり，機嫌が悪くてぐずつくために心配になって救急車を要請した．病院到着時には機嫌もよくなり，母親からみてもいつもどおりの姿であった．診察上も大きな問題はなく，上気道炎として経過をみることになった．診察終了後に母親から「今回は不安だったのでつい救急車を呼んでしまったのですが，結果なんでもなくて申し訳なかったなって……．どういう時に救急車を呼んでもよいのでしょうか？」と質問があった．

説明の要点

- 保護者が知りたい，学びたいと思った時こそが医学的知識を覚えてもらう一番のチャンスである．
- 最も避けなければならないのは，重症なのに遠慮して救急車を呼ばないこと．
- 一生懸命に学ぼうとする保護者の姿勢を大切にした表現を心がける．

使ってはいけない表現

- 「こんな軽症で救急車を使ったら重症な人の救急車が足りなくなってしまうので，軽症な時には自家用車などで来てください」

➡ 救急車を要請した時，母親には強い不安があり，軽症かどうかの判断は

できなかった．結果的に軽症であったため母親は反省している．それにもかかわらず，そのことを責めてしまうと本当に必要な時に救急車を呼ぶことを躊躇してしまう恐れがある．

> **伝え方の具体例（保護者）**
>
> 　今回の高熱の原因は，上気道炎，いわゆるかぜが原因だったようです．大人が39℃の高熱を出すと大変ですが，子どもはただのかぜでも高熱を出すことはよくあります．大人は関節痛や筋肉痛などの気だるい症状を理解して表現できますが，子どもは上手に表現できず，それが不機嫌という形になって表現されることがあります❶．その一方で，熱が高くても本人はいつもどおり元気に遊んでいたりすることもいままであったかもしれません．どんな時に救急車を呼べばいいのか，けっこう難しくて皆さん悩まれています❷．
> 　いくつか具体例を挙げると，ぐったりして反応が乏しい時，けいれんした時などがありますが，明確な基準をつくることは実は私たち医療者でも難しいのです．あえて曖昧な表現を使うと，親御さんからみてこれは緊急事態だと思う状況であれば，遠慮せずに救急車を要請していただいて構いません❸．
> 　お母さんは今回のケースで結果的に軽症だったからと申し訳なく思っていらっしゃいましたが，そうして一生懸命に考えてくれる親御さんは，今後子どもを見る感覚が確実に磨かれていくので不安がる必要はありません❹．私たち医師は，親御さんの子どもに対する「何か変」という感覚を非常に大事にしています．実際にそれが重要だという研究結果もあるんですよ❺．なので，これからもいままでどおりお子さんをよくみてあげて感覚を磨いていってください❹．

> **伝え方の具体例（子ども）**
>
> 　子どもに救急車の適応を説明するのは困難だが，子どもに話しかけるようにして「お母さんがよく見ていてくれたから大丈夫だったよ」など保護者が一生懸命に子どもをみてくれていることを褒めてあげても

よいかもしれない．

解説
❶表現の工夫
　母親が不安に感じた不機嫌に対して，医学的な見解を非医療従事者にも納得しやすい形で伝える．型通りの説明ではなく，その保護者の様子からどんな表現をしたら理解しやすいか考えることが大切である．

❷伝えたい意図：軽症にもかかわらず，救急車を呼んでしまった罪悪感の解消
　母親が悪いのではなく，救急車を呼ぶ判断は誰でも難しいことを伝えて保護者の気持ちを楽にさせる．今回の罪悪感によって，救急車を必要とする緊急性の高い疾患や怪我の時に救急要請を躊躇してしまうことは絶対に避けなければならない．医師の一言は時に保護者に大きな影響を与えてしまう．軽症で救急車を呼んだことを非難されると，いざという時に躊躇してしまうかもしれない．

❸表現の工夫：曖昧な表現を使用する時の注意点
　医学的な説明をする際には，明確な基準がなくてどうしても曖昧な表現をするしかない場合も多い．そのため，保護者が求める明確な基準を提示することはなかなか難しい．曖昧な表現を用いる時には事前にいくつかの具体例を挙げて保護者側がイメージがしやすいようにすることが望ましい．

❹伝えたい意図：一生懸命な保護者の気持ちを大切にする姿勢
　子どもを最も身近でケアしているのは保護者である．その保護者が自宅で安心してケアできるよう，医師から優しい言葉をかけるように心がける．不安を抱えたままケアすることになれば，些細なことでも不安が募り，再び医療機関を受診することになってしまう．しっかりと子どもを見ることができていることを伝え，自信を持ってもらうように声かけすることも大切である．

❺表現の工夫：実際にあるエビデンスをわかりやすく説明に加える
　たとえば，重症感染症かどうかの判断に対する医師の直感は特異度が高いこと(97.2％)が知られているが，その直感に最も寄与していたのが保護

者の訴えるいつもと違う様子であったと報告されている[1]．そういった医学的情報をやさしく説明することで，より信頼性が高まる．

文献

1) Van den Bruel A, et al：Clinicians' gut feeling about serious infections in children：observational study. BMJ 345(e6144), 2012.

（萩原佑亮）

COLUMN 3

医師が説明を始める前に

こちらから説明する前に，まずは聞く姿勢を示すことが大切である．上手に聞くコツを2つ示す．

❶1分間何も話さない

患者としての思いを切実に訴える方に対しては黙って聞くとよい．急がば回れ，医師は口を挟むことをせずに1分ほど聞くことに徹底する．状況によっては3分間頷きながら黙っていることも必要である．

❷話の腰を折る

保護者が子どもの病状について，病歴全体を見通して上手に話をしてくれるように，聞き手が誘導する．植木に例えるならば剪定をして枝ぶりをよくすることも大切であり，適切にパキパキと話の腰を折ることも有用である．

受診前2日間の熱の上がり下がりを数時間単位で事細かに説明する保護者に対して，「昨日と今日，それぞれ1日の中で一番高かった体温は何℃ですか？」「そうですか，39.6℃と40.8℃ですね」「はい，熱についてはわかりました，咳はありますか？」と熱の経緯についての報告をいったん中断させることにより，全体の病歴を把握しやすくすることができる．

（崎山　弘）

外来でよくみる症状・訴え[嘔吐・下痢・便秘]

「嘔吐と下痢が続いているので，点滴をして！」

症例の背景

　2歳の男児．昨日の夕方，保育園で突然嘔吐し，連絡を受けて迎えに行った時にはかかりつけ医が時間外のため救急病院受診．「感染性胃腸炎＋脱水症なりかけ」の診断で，点滴のうえ，吐き気止めの坐薬を挿入し，下痢止めの内服薬を処方され帰宅した．当直医より，「脱水症になるといけないので，自宅でイオン飲料を定期的にしっかり飲ませるように！」といわれた．帰宅後も食事は摂れず，イオン飲料を1～2時間ごとに飲ませようとしたが，2～3口飲んでは吐き，腹痛を訴え，おむつには少量の便汁がつく程度で，ほとんど眠れなかった．

　朝になってかかりつけ医を受診する．「嘔吐と下痢が続き，脱水症が心配なので点滴してほしいです！」と母親は訴える．

　診察したところ，顔色はやや青白く腹部はやや膨隆するも，柔らかい．皮膚の緊張は正常で，ツルゴールの低下はない．感染性胃腸炎の急性期であり，腹部には下痢便が貯留しているようだ．軽度脱水症の状態ではあるが，少なくとも点滴治療が必要な状況ではないと判断できる．

説明の要点

- 子どもの急病，しかも時間外……慌てた親の行動に共感する．
- 救急病院の初期対応を肯定する．

- そのうえで，感染性胃腸炎，脱水症，点滴治療の適応についてわかりやすく説明したい．
- 最後に，嘔吐＋下痢＝脱水症➡点滴という思い込みを払拭できるようにしたい．

使ってはいけない表現

- 「どうして浣腸してもらわなかったの？」

➡ 小児期胃腸炎の初期対応としては，吐き気止めの坐薬と点滴などではなく，まずは浣腸して排便を促すことのほうが好結果を得られることが多いと筆者は考えているが，だからといって前医の対応を批判するような発言は避けたい．突然の嘔吐の場合，消化管穿孔やイレウスなどがあり，安易な浣腸を行うと病状を悪化させる可能性もある．救急外来という特殊な状況では浣腸より，点滴，吐き気止め坐薬挿入，下痢止め投薬を優先するという判断も誤りではない．

伝え方の具体例（保護者）

医師 昨夜は救急病院で対応してもらい，助かりましたね．点滴，吐き気止めの処置や下痢止めの内服など，病院の初期対応で子どもさんの苦痛はかなり取り除かれたようですが，嘔吐と下痢が続いているのですね❶．感染性胃腸炎の原因，経過，処置，治療について一緒に考えてみましょう❷．

　感染性胃腸炎は文字どおり，うつる胃腸炎です．原因としては細菌によるものとウイルスによるものがありますが，小さいお子さんはウイルスによるものが多いので，今回もウイルスが原因と考えてよいと思います．年によって違いますが，近年の報告ではノロウイルスが60〜70％前後，予防接種が行われるようになったロタウイルス，その他サポウイルス，アストロウイルスなどが残りの30〜40％だといわれています．これらのウイルスが患者の便や嘔吐物，あるいは食品などから感染し，発症します．主な症状は発熱，嘔気，嘔吐，腹痛，下痢などです．ところで，何のためにこのような症状が出ると思われます

か？❸

[保護者] 病気を治すためでしょうか？

[医師] ファイナルアンサー？ 正解！ 動物一般にも当てはまることですが，人の身体はうまくできており，感染性胃腸炎にかかった時には，病気自体を早く治すために胃の中の食べ物は吐き出し（嘔吐），肛門に近いところでは体外に早く出そう（下痢）とします．たとえば人体には毒となるものを含む腐った物を食べた時も，吐き気，嘔吐，腹痛などの症状を呈します．嘔吐や下痢は病気を早く治そうとする合目的的な症状であり，むやみに吐き気止めや下痢止めを乱用しないほうがよいと考えられます．

次に脱水症の症状と重症度，治療について，特に点滴（輸液療法）の適応と功罪について，説明します❹．身体の水分が減り，塩分の濃度にも異常をきたすような状態を脱水症とよびますが，感染性胃腸炎に際しては嘔吐や下痢を伴うため，大なり小なり脱水症（脱水気味）にはなります．医学的には脱水症を軽症，中等症，重症と程度によって分類し，重症例には点滴も必要な場合がありますが，お子さんの場合は軽症脱水症の部類に入ります．脱水症治療の基本は生理的で自然な経路による水分摂取であり，軽症脱水症の場合はまずは口から飲んでいただくこと（経口補液）が初期治療として推奨されます❺．

伝え方の具体例（子ども）

2歳の子どもに難しい話は理解できないと思うが，浣腸したあと楽になったかどうかを優しく話しかけることで，判断できるはずである．「どう？ ぽんぽん気持ち悪いの治った？」と話しかけながら，膨隆していた腹部を優しく触診するとよい．腹部は平坦となり，かなり柔らかくなっているはずである．「よかったね！ これでずいぶん楽になるはずだよ．すぐには無理かもしれないけど，少しずつゲロ（嘔吐）もよくなり，水も飲めるようになると思うよ．チクン（点滴）は嫌だよね！」と言うと，ニコッと微笑み，保護者も安心するだろう．

解説
❶ 伝えたい意図

　救急病院を受診する目的は苦痛の除去のことが多く，そういった意味で救急病院での処置は理にかなった対応である点を伝える．

❷ 表現の工夫

　感染性胃腸炎について，自作のパンフレットなどを提示しながら説明するとわかりやすい．聴くだけではなく，同様の情報が言葉と同時に視覚から入ってくると理解しやすい．脱水症のイラストなどを自分の説明に合わせて作成しておくとよい．

❸ 伝えたい意図

　感染性胃腸炎の主症状である嘔吐や下痢は，ただ単に患者を苦しめるためではなく，病気を早く治すための合目的な症状であることを理解していただくよう伝えたい．

❹ 表現の工夫

　嘔吐＋下痢＋尿量減少＝脱水症➡点滴という呪縛を解いてあげよう！そのために「点滴(輸液療法)の適応と功罪について，説明します」とここで話す内容が一般論についての説明であることを明確にしておくと，医師が話す言葉の内容をより適切に理解する助けとなる．具体例と抽象例，個別例と一般論などを明確に区別することなく話をすると，保護者は混乱しやすい．

❺ 表現の工夫

　一般論として脱水症に軽症，中等症，重症と重症度分類があり，それぞれで治療方針が異なることを伝えて，「脱水症だから点滴」と一意的に治療が決まるわけではないことの理解を求める．そのうえで，患児が軽症の部類だから点滴の必要性は低いと説明する．

（岡空輝夫）

外来でよくみる症状・訴え[嘔吐・下痢・便秘]

「便に血が混ざっています！」

症例の背景

生後3か月の男児．「時々便に血が混ざっている」と来院．栄養は母乳栄養のみで哺乳は良好．排便は週に2～3回程度．便性は泥状．機嫌は悪くない．診察所見では特に異常なく，腹部の膨隆やしこりはなく柔らかい．肛門も，肉眼的には出血や切傷はない．体重増加は良好．発達正常．

説明の要点

- 母乳栄養のみ，哺乳が良好，機嫌もよいということで，最も考えられるのは「大腸リンパ濾胞増殖症」ではないか．恐ろしげな名前が付いているが，病気とは考えなくてもよいもので生後6か月頃になれば自然に治まってくることを伝える．
- ただし，乳児の血便は稀に細菌性腸炎，大腸ポリープ，炎症性腸疾患，人工栄養であればミルクアレルギーなどの可能性もあるので，血便が毎日続く，血の量が次第に増えてくる，機嫌が悪くなるなどの症状があれば再度受診をするように伝える．

使ってはいけない表現

- 「大腸リンパ濾胞増殖症でしょう．血便が続いても心配ありません」

➡ 不必要な不安を与えたくないからと，このように安易に伝えるのではな

く，症状が持続する，悪化するなどがあれば再度受診することも伝える．

- 「母乳のせいでしょう」「母乳が悪いのかもしれないのでミルクに変えましょう」

➡ 母親が母乳栄養を継続してきた努力を否定するような印象を与えるとともに，母乳栄養そのものが悪影響を与えていると受け取られる危険性があり，避けたほうがよいと思われる．

伝え方の具体例（保護者）

便に出ている血液はこんな感じ 図 ではないですか❶．3か月の母乳栄養のお子さんでこのように点々としたり線状の出血で，哺乳が良好，機嫌も悪くない，体重の増え方も良好❷ということであれば，最も考えられるのは「大腸リンパ濾胞増殖症」と呼ばれるものです．母乳に反応して大腸のリンパ節が炎症を起こし，そこを便が通過するために便に血が混じるというものです．恐ろしげな名前が付いていますが，母乳栄養のお子さんではよく見られるもので，病気と考えなくてもよいものです．生後6か月頃になると治まってくると思います．

他には肛門が切れていて出血する場合もあるかと思います．（肛門にティッシュを当て，血液が付着するかを確かめる．血液の付着がなければ）いま見る限りは，肛門からの出血はないようですね．目には見えなくてもこうやって出血が見られれば，肛門からの出血の可能性もあるかと思います❸．

他に，稀ではありますが，何らかの拍子にたまたま口か

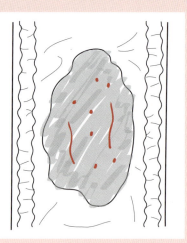

図 大腸リンパ濾胞増殖症の便のイラスト
写真を用意して見せてもよいが，確認したかった点状・線状の血液ではなく，便の色や性状に目がいってしまい「違う」と認識されることもある．要点をおさえたラフなイラストをその場で描きながら確認するのも手である．

ら入った細菌で腸炎を起こしたり，大腸にポリープがあったり，クローン病，潰瘍性大腸炎などの炎症性腸疾患のこともあります．ミルクを飲まれている場合は，ミルクアレルギーのこともあります．病原性大腸菌などの感染で起こっている可能性もありますので，一応便の検査を出しておきましょう．

　決して母乳の質が悪いというわけではありませんので，母乳栄養はそのまま継続していただいてかまいません❹．もし，血液の量が増えてくる，いつまでたっても血便が治まらない，熱が出る，機嫌が悪くなるなどの症状があれば，また受診してください❺．

伝え方の具体例（子ども）

　3か月の子どもと話すことはできないが，診察しながら笑顔などが見られれば，重症な病気ではないだろうと思われ，そのことを保護者に伝えることができる．

解説
❶表現の工夫
　大腸リンパ濾胞増殖症の血便のイメージをイラストで描きながら保護者に確認する．保護者が「こんな感じだ」と答えれば，こちらも自信を持って説明でき，保護者も安心すると思われる．
❷表現の工夫
　身長体重曲線を実際に保護者に見せて，体重の増加が良好であることを確認してもらう．そのことにより保護者の安心感も高まると思われる．
❸表現の工夫
　肛門からの出血でないかどうかは，肉眼的な診察所見よりもティッシュを肛門に当てることでより確実性が増すので，筆者はそのような方法をとっている．
❹表現の工夫
　「母乳が原因の大腸リンパ濾胞増殖症」と聞くと，自分の母乳が悪いと受け取られてしまうので，そうではないことを必ず伝えておく．

❺表現の工夫

最後に症状の持続，悪化があれば必ず再度受診をするように伝えておく．次に起こりうる不安への提案をすることで，少し安堵して帰宅することができる．

> **文献**
>
> 1) 德原大介：特集 保護者への説明マニュアル─血便．小児科診療 77(11)：1427-1431, 2014.〈問診上，血便の原因検索に必要な情報，血便の原因となる疾患，保護者への具体的な説明の方法が詳細に書かれている．緊急性の低い疾患であれば，保護者が安心して経過観察できるような説明をするべきであると述べられている〉
> 2) 清水俊明：乳児期に見られる血便の鑑別疾患．日本医事新報 4665：64-65, 2013.〈乳児期にみられる血便の鑑別疾患について詳細に書かれている〉
> 3) 佐藤知実，他：繰り返す血便，下痢を主訴に来院した乳児クローン病の1例．小児科臨床 66(5)：895-899, 2013.〈乳児ではクローン病などの炎症性腸疾患は稀であるので，早期発見が難しい．ただ，繰り返す血便の場合にはそういった疾患も考慮しないといけないと述べられている〉

（河村一郎）

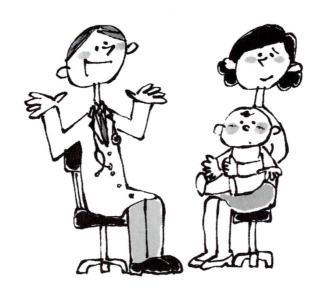

外来でよくみる症状・訴え［嘔吐・下痢・便秘］

「便秘だが，薬はくせになるので使いたくありません」

症例の背景

　3歳の男児．乳児期は母乳栄養で発育，発達に問題はなかった．離乳食を始めた頃から少しずつ便が硬くなったが，2日に一度の排便があり肛門が切れるようなことはなかった．食は細いが活発で，特に偏食はなかった．3歳になりトイレットトレーニングを始めた頃からしだいに便が硬くなり，5日間排便がなく腹痛を訴えたため近医で浣腸をされ，硬便の排泄の際に肛門が切れて出血し大泣きした．便秘薬の内服を指示されたが，くせになると友達から聞いた母親が，治療を無断で中止した．その後も5日以上便が出ない状態が続き，排便のたびに肛門から出血するため当院を受診した．
　体格は年齢相当で活発な男児であった．3歳児健診でも異常は指摘されていない．身体所見では軽度の腹部膨満があり，左下腹部に便塊を触れた．慢性便秘症と診断し，浣腸により排便を試みたところ，硬くて大きな便が排泄された．

説明の要点

- 子どもの便秘症は珍しいことではなく，適切な治療を行えば改善することを伝える．薬も指示どおりに使用すれば，副作用や習慣性はほとんどないことを説明する．
- 便秘の悪循環が起こる機序をやさしい言葉で説明する．この説明を

> おろそかにすると治療方法の意味が理解できず，治療中断の要因となる．
> - 便秘の治療について丁寧に，繰り返し説明する．特に大人と子どもでは治療の方法が異なることを理解してもらう．一度の説明で理解したように思われても，次回受診時にまた同じ説明をしなければならない状況がよくある．根気よく説明を繰り返すことが重要である．

使ってはいけない表現

- 「便秘は病気ではないから心配ありません」

➡排便のたびに泣き叫ぶわが子にほとほと困り果てて受診している．「心配ない」では納得できない．

- 「せっかくよくなっていたのに，薬を止めるからまた便秘になるのですよ」

➡便秘も治したいが，薬を長く続けると副作用や習慣性が心配になる保護者の気持ちをまず受容しよう．無断で服薬を止めて後ろめたい気持ちでありながら，再度受診した保護者を前向きにとらえたい．

伝え方の具体例（保護者）

うんちを拝見しましたが，かなり硬くて大きいですね．血も出ていましたから，とても痛かったのでしょう．毎回うんちのたびに泣かれて，お母さんも大変でしたね❶．子どもの便秘は10人に1人くらいはいるといわれていて，うちのクリニックでも何人ものお子さんを治療中です❷．きちんと治療すると必ずよくなりますから，多少時間がかかっても一緒に頑張りましょう．

うんちはもともと食べ物の残りカスからできていますから，最初からこんなに硬くて大きくはありません．お口から入った食べ物はよく噛み砕かれてドロドロの状態で食道，胃を通って小腸に入ります．小腸では主に栄養分が吸収されて，次に大腸に入ります．この時もまだドロドロの状態です．大腸では水分が吸収されて，ちょうどよい硬さとなったうんちが直腸という肛門の手前の部分に進みます．ここはもともとカラッポな場所で，うんちが入ってくるとゴムのように膨らみ

ます．その膨らんだ刺激が神経を通って脳に「うんちがしたい」という感覚を伝えます．これが「便意」です．この時にお腹に力を入れて，肛門を緩めると，うんちが出て「あ〜気持ちよかった」となるのです．

　ところがこの「便意」はせいぜい20〜30分くらいしか続きません．お母さんも経験ありませんか？ お子さんのお世話をしていたり，出先などでトイレが近くになくて我慢していて，トイレに座った時にはもう出ないなんてことありますよね❸．こうして直腸にうんちが溜まったままの状態になっていると，「うんちがしたい」という感覚（便意）がなくなります．直腸も大腸の一部ですから水分をどんどん吸収して，ちょうどよい硬さだったうんちがついには「うんちの化石」になってしまう．これが便秘の始まりです．硬くなったうんちが肛門を押し広げて出てくるととても痛いし，時には肛門が切れたりします．そうすると「うんちを我慢する→うんちが溜まる→水分が吸収されて硬くなる→うんちをする時痛い→うんちを我慢する」という悪循環が起こるのです．

　便秘の治療はこの悪循環を取り除くことです．まず硬く大きくなったうんちを浣腸などで出します．飲み薬などでうんちを柔らかくしても，出口に詰まった栓を取らなければあとに続くうんちが出てこられません．かえって後ろから押されてお腹が痛くなることがあります．肛門が傷ついているようなら軟膏を塗布します．硬いうんちを完全に取り除くまで，場合によっては何日かに分けて浣腸します．これであとは柔らかいうんちが出るはずなのですが，ここからがうまくいかない場合があります．大人の場合は指示どおりにいきんで排便し治療に協力してくれますが，子どもはうんちがどんなに柔らかくなっても排便を嫌がり，我慢することが多いのです❹．足を交叉してウンウンうなっている様子を見たことはありませんか．あれはうんちを出さないように頑張っているのです❺．

　浣腸や薬は適切に使えば，くせにはなりません．「うんちが出ないこと」がくせになっているのです．硬くなる前に楽に出してあげましょう．浣腸が好きな子はいませんし，いたとしたらそれは異常です（笑）．嫌なことでも子どものためになるなら，しっかりやってあげま

しょう．
　ところで，私はうんちの理想的な硬さは少し硬めのマヨネーズだとお話しています．どのようにも形を変えられ，口金の形によって太くも，細くも，星型にもなります．搾り出せばとぐろを巻く，押せばつぶれます．この硬さなら肛門も痛くないし，すっきり最後まで搾り出せますね❻．
　しばらくお薬を使うことになりますが，毎日気持ちよくうんちが出ることを目標に一緒に頑張りましょうね．皆さんによく話すのですが，便秘する子はけっこう頑固者です（笑）．大人の私たちが根負けしないように頑張りましょうね❼．

伝え方の具体例（子ども）

「大きいうんちがたくさん出たね．お尻が痛かったけど，よく頑張ったね．お腹が痛くなくなってよかったね．お家でも頑張ってうんちするんだよ．じゃーね，バイバイ」

浣腸は嫌がるが，排便後はすっきりする子が多い．今後何度か浣腸することになるが，嫌な浣腸も頑張ってできたこと，浣腸した後は気持ちよかったということを強調して帰したい．

解説

❶伝えたい意図
　排便を嫌がり，大泣きする子どもを相手に苦労している母親をねぎらい，寄り添う気持ちを伝えたい．

❷伝えたい意図
　子どもの便秘は稀ではないことを伝えたい．一般的なことよりも稀なことのほうにリスクや不安を感じることがある．よくあることと知ることで，不必要な不安を減らすことができる．

❸表現の工夫
　保護者自身が経験するような場面を提示して，具体的な感覚を連想してもらうことによって，子どもが置かれた状況の理解をより深めることがで

きる．

❹伝えたい意図

　一般的に幼児は治療に協力的ではない．大人の感覚では，なぜ何度も浣腸で排便しなければならないのか理解できない場合が多い．治療が順調に進まない理由にこのような子どもの特性があることを知ることによって，治療に時間がかかることを納得できる．

❺表現の工夫

　子どもが示している行動を具体的に挙げて，その意味を解説することによって，「便が出ないこと」だけが便秘なのではなく，排便に関する習慣そのものが便秘に関わっていることを伝えたい．身近な具体例は理解の促進に役立つ．

❻表現の工夫

　具体的なものを挙げて，理想的な便の性状の共通認識を持つ．

❼伝えたい意図

　「便が固い」と掛けた「頑固」という言葉を使うことによって，保護者の焦る気持ちは柔らかくなるかもしれない．子どもが治療を嫌がっても保護者が治療をあきらめることがないように，叱咤激励するのではなく，気楽な気持ちで治療に臨めるように話を進めたい．

（藤林伸助）

外来でよくみる症状・訴え［咳・喘鳴］

「夜間，咳がひどくて眠れません」

症例の背景

5歳の男児．5日前に1日だけ発熱があった．4日前より咳が出ている．昨夜は咳込みがひどくて何度も目を覚ました．今朝はいつもどおりの時間に起きて，熱もなく比較的元気な様子だったので登園したが，夜の咳があまりにつらそうだったので受診する．

喘鳴はない．酸素飽和度の低下はなく，下気道感染を疑う所見はない．急性上気道炎と診断した．

説明の要点

- 保護者が心配していることや苦労していることを認めるように，受容的に対応する．
- 保護者が過大評価している症状の重さを，なるべく客観評価できるような形に置き換えて，医師の診断を納得してもらうように努力する．

使ってはいけない表現

- 「咳は防御反応ですから心配ありません」

➡保護者は心配だから受診している．「心配ない」といわれてもおそらく納得できない．

- 「咳込んで起きてしまったら，背中をたたくなど，お母さんが楽にさせ

てあげてください」

➡ 子ども以上に親のほうが夜間眠れていなかったはずである．その苦労をさらに増やすような指示よりも，努力を認めてねぎらう気持ちが伝わる表現がより好ましい．

伝え方の具体例（保護者）

　咳がひどいことは確かに心配でしょうけれど，咳はむしろ気管支炎，肺炎にならないように，出て行け，出て行けと気管支にある痰を吹き飛ばすために一生懸命やっていることなので，咳を止めることと病気を治すことは一致しません．虫歯で歯が痛い人に痛み止めを使っても虫歯が治らないことと一緒です．ちゃんと咳をしてくれているからこそ，聴診してみても胸の音は悪くありません❶．咳がひどいからといって，喘息や肺炎を心配しなくても大丈夫です．

　大人もお茶などを飲む時にむせてしまって，涙が出るほどのひどい咳をすることがありますが，だからといって慌てて受診したり，薬を飲んだりすることはないでしょう．それは自分でも，いまの咳はむせているからで重い病気はないと判断できるからです．医者から見ると，症状のひどさよりも病気の重症度が重要です❷．そういう意味ではいまの状況は，症状はつらそうであってもかぜ程度と思われます．

　咳込んで夜に目を覚まして苦しそうだったということですが，今朝いつもどおり朝7時に目が覚めて，その後お昼寝もせずにいまも元気にしているということは，おそらく咳は眠りの妨げになっていないでしょう❸．子どもは大人のように時間が来たから無理矢理に起きるということはなく，寝足りた時に目を覚まします．逆に無理に起こそうとしても，すぐに寝てしまうものです．確かに夜に咳込んでぐずって，お母さんが眠れなかったということはあるかもしれません．大変だとは思いますが，かぜを治すために子どもも努力して咳をしていると考えてください．

> **伝え方の具体例（子ども）**
>
> 　「何幼稚園に行っているの？」「今日も幼稚園ではいっぱいお咳出た？」「どこか痛いところはありますか？」などと子どもに声をかけて，会話することを試みる．
> 　「○○幼稚園」「いまは痛くない」など子どもの声が聞けたら，保護者に「いまのこの子の声は嗄れていますか？」と確認する．「いつもの声です」との答えがあれば，「ちゃんと上手に咳込んでいるから，のどから痰が切れて声が嗄れていないのだと思います」と保護者に説明しながら，子どもにも「治そうとしていっぱい咳が出るけど，大丈夫だよ．もうすぐ治るから」と声をかける．

解説

❶表現の工夫

　自らが取得した診察所見を会話に組み入れることによって，一般論ではなく，いま現在のこの子どもの状態について説明しているのだということを明確に示している．

❷伝えたい意図：症状の重さと病気の重症度の違い

　ひどい咳が主訴であっても，心配している内容と主訴が一致しているとは限らない．「咳が続くから肺炎や喘息がないか心配」と思っていることがある．直接的に保護者の心配を解消するために，あらかじめ「何か心配な病気はありますか？」と尋ねておくこともよい．そのうえで本当に心配するべきことは，症状のひどさ，つらさではなく，罹患している病気の重症度であることを理解してもらうように説明する．

❸表現の工夫：重症度を客観的に評価できるような質問

　「よく眠れますか？」と聞くと，保護者は「眠れていません」と答えることがある．これは「こんなに症状がひどい」と医療関係者に伝えたいためである．よく眠れているかを客観評価するためには「よく眠れていますか？」という質問ではなく「今朝，何時に起きましたか？」と起床時間を尋ねるとよい．保護者の訴えとしては「よく眠れていない」，しかし得られた所見は「朝いつもどおりの時間に起きる」，よって評価としては「寝過ごすことなく，いつもどおりの時間に目が覚めるということは，概ねよく眠れてい

る」という説明が可能になる．「咳込みのために全く眠れていない」という保護者の心配事を解決させることなく，とりあえず鎮咳薬を投与して説明を省こうとする対応は好ましくない．

　同様に「食欲はありますか？」という漠然とした質問に「全然食べてくれません」という返事があると，食欲の評価が困難になる．「いつもの食欲を10とすると，今日はいくつぐらいですか？」などの聞き方が好ましい．保護者が大変だと思っている症状を保護者自身がなるべく客観的に再評価できるような表現をすると，納得しやすく，不安の解消に役立つ．

（崎山　弘）

COLUMN 4

「観察」と「監視」

　人が人を観る目には「観察」と「監視」の2つがある．「観察」は良いところも悪いところもひっくるめてその人を観る目である．自ずと「良いところ」に注目が集中するようになるものである．

　「監視」はどうだろう？　悪いところを見つけようとする，それこそが「監視」である．子どもにとって大人の「監視」が必要な場面は当然あるにしても，常に「監視」の目で見られればどう思うか．たまったものではないだろう．しかし，チック（→p162）に限らず発達障害とされる子どもたちは，「観察」ではなく「監視」の目に晒されているのが常である．

　「監視」ばかりではなく「観察」．そんな目で大人たちがすべての子どもを観てくれることを願っている． （佐久間秀人）

外来でよくみる症状・訴え［咳・喘鳴］

「喘息と診断されました．どうしたらよいのでしょう？」

症例の背景

1歳6か月の男児．昨晩，喘鳴がひどく，夜間救急外来を受診したところ「喘息」との診断で吸入と投薬の治療を受け，翌日来院した．これまでにも当院でかぜをひいたと思われる時に，吸入治療と去痰薬，抗アレルギー薬，ロイコトリエン拮抗薬，気管支拡張の貼付薬などが処方されている．本日の診察では，聴診所見で喘鳴が残ってはいるが，呼吸苦はなく，動きも活発である．

説明の要点

- 「喘息」は何かの検査をすれば確定する病名ではなく，喘鳴や呼吸苦の程度と頻度によって決まってくる病名であることを伝えたい．
- 以前に比べ，治療や予防に効果的な薬が開発されているので，薬の選択肢が広がり，喘息であってもそれほど心配する病気ではなくなっていること，小学校に通っている頃にはほとんどの患者がよくなり，感染に伴う喘鳴であればもっと早く解消されるかもしれないことを伝える．

使ってはいけない表現

- 「この症状は喘息です．しっかり薬を使って治療しましょう」
→ 1回や2回，風邪をひいてゼイゼイした時に喘息と断定することは避

けたい．「喘息なのでしょうか？」という問いには，「喘息らしいところもありますが，頻度と程度で決まってくるものですので，もうしばらく経過をみさせてください」と表現すればよい．喘息という疾患を正しく理解することなく診断名を伝えることは，不安にさせるだけなので，慎まなければならない．

伝え方の具体例（保護者）

　喘息は，何らかの検査をすれば確定する疾患ではなく，喘鳴・呼吸苦の程度と頻度によって決まってくる病名です．どこからが喘息で，どこまでが喘息でないかの線を引くのは，難しいところがあります❶．

　治療法は「喘息」でも「喘息らしい」でも変わりありません．ゼイゼイした時の治療薬と，ゼイゼイしないようにするための予防薬があり，それらを頻度と程度によって使い分けることができます．たとえば，ゼイゼイは夜間のほうがひどくなります．夜間の救急外来受診が続くような時は，吸入器を購入していただければ，処方された薬を用いて家庭で吸入治療をすることができるようになります．予防薬にはこれまでも使用しているロイコトリエン拮抗薬を，長期的に服用する選択肢があります．その他にも有効な治療薬，予防薬がありますので，頻度と程度により使い分けていただければよろしいかと思います❷．

伝え方の具体例（子ども）

　吸入がうまくできるかどうかは，喘息の治療の1つのポイントになる．ある年齢に達して自分で吸入ができ，それにより呼吸が楽になることが実感できれば，その後は自発的に行えるようになる．それ以下の年齢では，本人に「痛くないからモクモクやっていってね」「スーハーしてみようか」などの声かけや，吸入中に飽きさせないために，ぬいぐるみなどの小道具を吸入器の周囲に配置しておくなどの配慮が必要である．

　「お薬を飲めば朝まで眠れるようになるよ」など，子どもが自分でもできると思える服薬コンプライアンスを上げるような声かけも必要であろう．

解説

❶ 表現の工夫

　喘息といわれたことに対してそれを否定してしまうと，保護者を混乱させ，医療不信に陥りかねない．その他の疾患の可能性を否定できないうちは「まだ喘息というには早すぎる」，それほどひどい症状でなければ「喘息らしいところが少しありますね」，あるいは「喘息にかなり近いですね」「喘息ですね」などを症状に応じて使い分けておけばよいだろう．喘息に近ければ，喘息の説明に移ればよい．

❷ 伝えたい意図

　今後の対応の仕方，どのようにすべきかを具体的に説明することにより，保護者の安心感を得られるようにする．

（浅村信二）

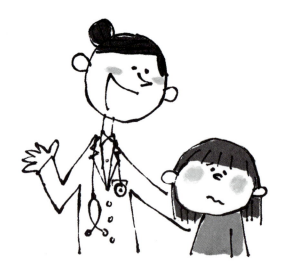

外来でよくみる症状・訴え[腹部症状]

「陰嚢が膨らんでいます！」

症例の背景

4か月の男児．4か月健診にて，右陰嚢が柔らかく膨らんでいることを母親から相談された．診察したところ，機嫌もよく，痛みもなさそうであった．

説明の要点

- まず，慌てる疾患ではないことを伝える．ただ，診断によっては手術が必要なこともあるので，安易にフォローを中断するような楽観的な表現をしてはいけない．

使ってはいけない表現

- 「どうして，この月齢まで相談に来なかったのですか？」

➡発見，相談が遅くなったのではないかと心配していることがあるので，その不安を助長することなく，むしろこの時期で問題ないことを伝える．

伝え方の具体例（保護者）

よく，気がつかれましたね．これは鼠径ヘルニア（陰嚢水腫）というものです．赤ちゃんがお腹の中にいる時に，赤ちゃんのお腹の中でできた精巣が足の付け根を通って陰嚢の中に降りていくのですが，その通り道がうまく閉じず，手袋の指の部分のように細長い袋が残ってし

まうことがあります．これをヘルニア嚢と呼びます❶．

■鼠径ヘルニアの場合

残ったヘルニア嚢が太く，そこから腸がはみ出してしまうのが，俗に脱腸，正確には鼠径ヘルニアと呼ばれるものです❶．泣いたり，いきんだりして，お腹の中の圧力が上がると，腸がヘルニア嚢にはみ出してきます．腸は柔らかいので，はみ出した部分がくびれたりしなければ痛みもありませんし，自然にはみ出したり戻ったりを繰り返し，本人に害はありません❷．しかしその袋の部分が自然に塞がることは稀ですので，時期をみて手術が必要となります．手術といっても袋の入り口部分を縛るだけなので，お腹を大きく切るようなこともなく，お子さんの身体にもそれほど負担になることはないでしょう❸．

ただ時に，はみ出した腸が袋の中でくびれて戻らなくなってしまうことがあります．こうなると中で腸が腐ってしまいますので，緊急に手術が必要になります．いまのように機嫌もよく，触っても痛がらない状態であれば，そのまま様子を見ていただいて大丈夫です．不機嫌に泣く，触ると嫌がる，腫れている部分が硬く，赤くなった時は，ヘルニア嚢の袋の中ではみ出した腸がくびれてしまった可能性があるので，時間外であってもすぐに医療機関を受診してください❸．

■陰嚢水腫の場合

腸が通れないくらいにヘルニア嚢が細い場合は，お腹の中のわずかな水だけが細い管状のヘルニア嚢を通って，陰嚢の中に溜まります．これを陰嚢水腫と呼びます．これは管が細いため，1歳頃までには自然に閉鎖することがほとんどですし，中で腸が捻れるなどの心配もないため，特に治療を必要としません．（透光試験を行い，陰嚢に光が通ることを見せながら）この中は腸ではなく透明な水ですので，安心して大丈夫です❹．もし1歳を過ぎても残るようなら，専門の先生のところで経過観察してもらうことになりますので，再度ご相談ください．

解説

❶表現の工夫
イラスト図を見せながら解説すると,疾患のイメージがつかみやすくなる.また,「ヘルニア」というと腰の疾患を想起する人が多いため,最初に疾患のイメージを正しくつかんでもらう必要がある.

❷伝えたい意図
保護者からすると見栄えが悪く,痛みや不快感を与えるような印象があるが,ヘルニアが嵌頓しない限り,本人に痛みや害はないことを伝える.

❸伝えたい意図
鼠径ヘルニアは基本,手術治療の対象となることを伝えるが,手術といっても開腹手術のように大事(おおごと)ではないこともあわせて伝えたい.また時に嵌頓の可能性があり,嵌頓した時の症状,対処を伝えておく必要がある.

❹表現の工夫
話を聞くだけでなく透光試験で光ることをともに体験することで,親に安心感を持たせることができる.実際に手技の方法を示すことにより,保護者が家人に伝えることもできる.陰囊水腫であれば,脱腸ほどの心配はしなくてよく,加療はほぼ不要であることを伝えたい.

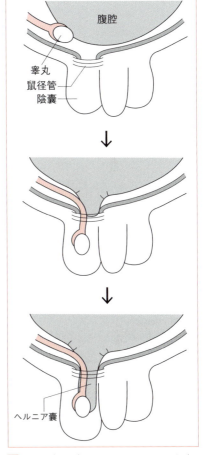

図 小児(男児)の鼠径ヘルニアの発症

(佐藤博司)

外来でよくみる症状・訴え[耳・鼻症状]

「鼻水が止まりません！」

症例の背景

1歳の男児．2週間前から鼻水が出て止まらない．鼻水は水様で時々膿性のものが出る．夜になると咳も出る．発熱はずっとない．保護者は「中耳炎になるのではと心配」と訴える．

診察所見では咽頭発赤はなく，後鼻漏はない．聴診で肺ラ音はない．耳鏡で鼓膜所見異常なし．

説明の要点

- 乳幼児は鼻の粘膜が敏感なので，ちょっとした気温の変化などで鼻汁が出る．抗ヒスタミン薬を使うと分泌物が出にくくなり症状が長引く可能性もある．抗ヒスタミン薬には眠気の作用があり，一部の薬では熱性けいれんを起こしやすくなるという報告もある．自分で鼻をかむことができない乳幼児であれば無理に鼻水を止めないほうがよいことを伝える．
- 鼻腔の菌が中耳のほうに行って中耳炎を起こすことがある．「お耳もみておきましょう」と耳鏡で鼓膜所見をとる．

使ってはいけない表現

- 「鼻水ぐらいは大したことない．放っておいても大丈夫．なんでこのぐらいで受診したの？」

➡受診した保護者を責めるような言葉は避ける．軽微な症状であることは十分承知していても，不安に思うところがあるので保護者は受診している．その不安に共感してもらえないことに保護者が失望すると，現病歴や既往歴などを正確に伝える意欲を失い，結果として誤診に至る危険性もある．

●「じゃあ鼻水止めを出しておきます」

➡何も説明せず，安易に抗ヒスタミン薬の処方のみで済ませるのは避ける．患者は薬をもらいに来たのではなく，不安の解消のために受診している．

●「鼻水はしっかり止めないと中耳炎になります」

➡おどすような言葉は避ける．

伝え方の具体例（保護者）

　この子のように小さいお子さんですと，ちょっとした気温の変化で鼻水が出たりします❶．鼻水止めなどの薬を使って無理に鼻水を止めてしまうと，異物やばい菌など悪いものを外に出せなくなって症状が長引く可能性もあります．また，逆に鼻水が粘っこくなるので詰まってしまって眠りにくくなることもあります．一部の鼻水止めの薬はけいれんを起こしやすくなることもいわれています❷．このぐらいの年齢の子は熱性けいれんを起こしやすいので，鼻水止めを飲むことはあまりお勧めしません．

　色の付いた鼻水が続く場合には蓄膿（副鼻腔炎）の可能性もあります．その場合は治療方針が変わることもありますので再度受診をしてください．

　鼻水がある時に中耳炎を合併することがありますので，耳もみておきますね．鼓膜所見は異常がなくて，いまのところ中耳炎は起こしていないようです．機嫌が悪くなったり，耳垂れが出たりするようであれば，後から中耳炎を合併してきているのかもしれないので，また受診してください．

　鼻水を吸うことは本人も楽になりますので，よいですよ❸．鼻水を吸引する器具や機械もあります．ただし，鼻の粘膜を傷つけないように無理はしないで，ほどほどでよいです．

　透明な鼻水が長く続く場合にはアレルギー性鼻炎などの可能性もあ

ります．家族でそういった方がおられればいっそう可能性は高くなります．睡眠や哺乳に差し障るような場合にはお薬を使って楽にするほうがよいと思いますので受診してくださいね．

解説
❶伝えたい意図
　1歳前後の小さい子どもであれば，気温差などで鼻水が出るのはいたしかたない．それは体の防御反応であり，無理に止めないほうがよいということを伝えておく．

❷伝えたい意図
　薬を使うことのデメリットを伝えることで，とにかく薬で鼻水を止めたい，という気持ちを見直してもらう．「○○しなきゃいけない」という思い込みは，適切な判断から逸脱するリスクを過小評価させる原因になる．その認知の歪みを是正するために，薬のデメリットを伝えるという形で思い込みから離脱することを促している．

❸伝えたい意図
　薬以外の方法で保護者が実際に治療に参加できる手技を伝えることで，治療に自ら関わっているという達成感から子どもに対する心配を軽減させることができる．

文献
1) 稲光まゆみ：鼻汁・鼻閉．豊原清臣，他（監）：開業医の外来小児科学．pp168-172，南山堂，2013．〈鼻汁の排出される原因，鑑別疾患，医師の対応，処置の方法など総合的に書かれている〉
2) 三浦義孝：かぜ症候群の保護者への説明と家庭での看護．五十嵐隆，他（編）：小児科外来ピクシス20　かぜ症候群と合併症．pp38-41，中山書店，2010．〈保護者への説明にあたっての注意点，禁句，家庭での対処法が書かれている〉
3) 是松聖悟：特集 私の処方2015―かぜ症候群．小児科臨床 68(4)：613-616，2015．〈鼻汁に対する処方に関しての注意点が書かれている〉
4) 田中敏博：特集 子どものかぜ薬 何がホント？―かぜ薬って本当に効くの？ チャイルドヘルス 18(10)：721-724，2015．〈抗ヒスタミン薬をはじめ，鎮咳薬などいわゆるかぜ薬の効果，副作用，必要性，処方する医師の心理などについて書かれている〉

〔河村一郎〕

外来でよくみる症状・訴え[耳・鼻症状]

「耳垢は取ったほうが よいですか？」

症例の背景

3歳の男児．発熱，鼻汁などで来院．一通りの診察をして，最後に耳の中を拝見するが，耳垢が栓塞していて鼓膜が観察できない．そのことを告げると，「耳垢は取ったほうがよいですか？」との質問を受けた．

説明の要点

- 耳垢により外耳道が栓塞していても，それにより鼓膜が観察できないだけで，それ以上の不利益が生ずるわけではないことを伝えたい．
- 家庭では耳垢を取ることが簡単でないことを伝えたい．

使ってはいけない表現

- 「なぜいつも耳垢を取っておかないんだ」
- ➡無理だと思われる要求を，口に出してしまうことは避けたい．

伝え方の具体例（保護者）

残念ながら両側の耳の中の視界が不良です．耳垢が詰まっていてよく見えません．耳垢自体で不利益が生ずることはありませんが，耳垢で鼓膜が見えないことにより，中耳炎かどうかの判断ができません❶．耳垢は放っておけば普通はひとりでに外に出てきます．耳の中の掃除

71

は綿棒を使うと，せっかく外に排出しようとしている耳垢を奥に押しやってしまうことになりますし，ピンセットなどの器具を用いると，動かれた拍子に外耳道を傷つけてしまうことがあります．この年齢のお子さんに，家庭で耳掃除を行うことは，かなり無理があります．無理をして痛い思いをすると，耳の診察に対して恐怖心を植え付けてしまう可能性があります❷．

　お子さんの耳垢はすでにかなり硬そうなので，時間がある時に，耳鼻科医に取ってもらうことをお勧めします❸．

伝え方の具体例(子ども)

　年齢が進むと耳掃除が好きな子どもと嫌いな子どもに分かれてくる．もしも年齢が高く，耳掃除を嫌がらない子どもであれば，普通の耳かきの使用が可能なので，「パパかママにお耳のお掃除をしてもらってね」と話しかけておく．その際は事故防止のため，「自分でやってはだめだよ」と伝えておいたほうがよい．

解説

❶伝えたい意図

　耳垢を取る理由がどこにあるのか具体的に説明し，理解を得られるようにする．

❷伝えたい意図

　この年齢では家庭で耳垢を取ることは，実際には難しいことを説明する．保護者によっては耳垢を取ることは子どものケアの1つと考え，しなくてはならないものとする方もいるが，そのようなことはないことを伝える．

❸伝えたい意図

　今後どのようにすればよいのかの方向性を示すことにより，保護者の安心感を得ることができる．

　　　　　　　　　　　　　　　　　　　　　　　　　　　（浅村信二）

外来でよくみる症状・訴え[皮膚症状]

「いつも皮膚がカサカサしています」

症例の背景

1歳の誕生日を迎えたばかりの女児．予防接種で来院した際，「いつも皮膚がカサカサしています」と母親が訴えはじめた．診察の結果は，軽度の乾燥肌である以外，湿疹などの皮疹はなかった．

説明の要点

- 皮膚がカサカサしているという訴えの裏に潜む心配事を聞き出す．
- 生後2か月以後，思春期前までの子どもの皮膚は乾燥傾向にあることを伝える．
- 保湿剤の使い方を指導する．

使ってはいけない表現

- 「ちゃんとスキンケアやってないでしょ！」

➡ スキンケアの必要性を理解していない場合や，必要性は知っていても保湿剤の使い方を指導されていない場合もある．

- 「乳幼児期は乾燥するものだよ！」

➡ 乳児期から思春期前の子どもの皮膚は乾燥傾向にあるが，断定的に話してしまうと保護者が真に心配していることを聞き出せなくなる．

伝え方の具体例（保護者）

医師 皮膚がカサカサしていることで，痒がったり，発疹が出たりしますか？

母親 2か月頃から皮膚が乾燥しはじめて，だんだん湿疹がひどくなって，皮膚科でみてもらいました．アトピーかもしれないといわれてステロイド軟膏を処方されました．いま湿疹は消えたのですが，カサカサは残っています．アトピーといわれたことがとても気になっているのです．

医師 湿疹はステロイド軟膏でよくなったけれども乾燥は残っていること，皮膚科でアトピーかもしれないといわれたことが気になっているのですね❶．子どもの皮膚の厚さは成人の約1/2と薄く，拭く・こするといった機械的な刺激に弱いのです．それにもかかわらず，よだれ，鼻水，涙で頬や顎が，尿や便によって陰部が汚れ，それを拭き取る行為が日に何回も繰り返されますね．さらに生後2か月頃から思春期前までは皮脂の分泌量が少なくなるのです．こういった特徴により，子どもの皮膚は大人より乾燥しているようにみえるのです．ところで，カサカサしたところに何か塗っていますか？

母親 保湿剤を塗ると，皮膚が自分でしっとりさせる力をつけなくなりよくないと聞いたことがあるので，何も塗っていません．

医師 保湿剤の使用はよくないと聞いたことがあるのですね．子どもは皮脂の分泌が少ないので自分でしっとりさせる力が弱いのです．そのためにカサカサになるし，カサカサした皮膚は中の水分を逃しやすいからさらにカサカサになります．季節やエアコン使用の有無によって乾燥の程度は変化しますが，この悪循環を断つために保湿剤を塗っていったんよい状態をつくってあげましょう．毎日，入浴後に適量を塗布すると，皮膚の状態は改善しますよ❷．いままでに，保湿剤の塗り方について指導を受けたことはありますか？

母親 いいえ，特別なことは教わっていません．

医師 チューブ入りの保湿剤の場合，大人の人差し指の末節一節分が

> A5版サイズに塗り広げる適量です．今日の処方は，お子さんの身体全体に塗布した場合，約10日分になります❸．
>
> **母親** 保湿をすればアトピー性皮膚炎にならないのですか？
>
> **医師** きっかけがあれば誰でもアトピー性皮膚炎になります．特に，皮膚の乾燥は影響します．保湿をすればアトピー性皮膚炎にならないと言い切ることはできませんが，保湿をすることが予防にはなるでしょう❹．

解説

❶ 表現の工夫：心配なことは何かを正しく把握する

「痒いところに手が届く」説明をするために，患者および保護者が抱える疑問点を整理し，来院の目的を正しく把握するところから問診を始める．

❷ 伝えたい意図：子どもの皮膚の特徴を説明する

本項では皮膚であるが，他の症状，疾患でも最初に小児の特徴を知ってもらうところから始めると，現在の患児の状態を理解しやすくなる．

子どもの皮膚は，基本的に乾燥傾向にあること，皮膚のカサカサが必ずしも病的な状態ではないことを知ってもらう．そのうえで季節や実際の皮膚の状態，塗布後の感触の好み（ベトベトした感じは嫌がられることが多い）などに応じて，より適切な保湿剤を選択できることも示す．そして保湿剤を塗布することの意義や使い方を示す．これらにより，皮膚を保湿することの有用性への理解が深まり，コンプライアンスの改善が期待できるかもしれない．

❸ 伝えたい意図：保湿剤の使い方

保湿剤の使い方（塗布する部位，量，回数など），効果の評価（指示どおりに塗布すると皮膚がどのように変化するか）を具体的に指導することで，治療への不安感が解消される．

保湿剤を塗布している場合でも，しばしば「薄く塗っている」という言葉を耳にする．保湿剤のべとつきが不快なために「薄く塗っている」場合もあるが，医師が処方時に「薄く塗って」とか「適量を塗布しましょう」というあいまいな表現をしたために，必要十分量を塗布されていない場合も散見される．なぜ薄く塗っているのかも，問診の時に確認しておくとよい．

❹表現の工夫:最も気にしていることを解消する

　説明の最後にもう一度保護者が最も気にしている点に立ち返って,ホームケアや治療薬の意義を伝える.

　アトピー性皮膚炎を心配している保護者には,保湿によりアトピー性皮膚炎の発症や悪化を予防できる可能性を示すことで,保湿剤を忌避することなくむしろ積極的に使用するよう変化することを期待している.

文献
1) 赤澤晃:正しく知ろう 子どものアトピー性皮膚炎.朝日出版社,2010.〈乾燥肌とアトピー性皮膚炎の関係,スキンケアについてわかりやすく解説〉

〈川上一恵〉

COLUMN 5

保湿剤と塗布の仕方(FTU)

　保湿剤の塗布に関して,近年FTU(finger tip unit)という概念が提唱されている.1FTUはチューブ入りの軟膏の場合,大人の人差し指の腹に指先から遠位指節間関節(第一関節)まで押し出した量(0.5 g)が大人の手掌2枚分(文庫本を開いた面積)の皮膚に塗布する目安というものである.軟膏瓶で処方されたものでは「パール粒大(=直径7〜8 mm)」,ローション剤では手掌にとった時1円玉大であれば大人の手掌2枚分の面積に適量となる.「塗布後にティッシュペーパーを貼って体を動かしても落ちないくらいの量」といった表現も理解を得やすい.適宜このような内容を提供する.

　同時に,処方した全量がおよそ何日分に相当するかを伝えることも,適量を塗布してもらう一助になる.

　ワセリンをはじめとする軟膏はべたつくため,汗をかく季節には忌避される.冬季はワセリン,春秋はヒルドイド®ソフト軟膏0.3%,夏季はデルマクリン®クリーム1%やヒルドイド®ローション0.3%,ヘパリン類似物質外用スプレー0.3%「日医工」というように季節によって処方する保湿剤を変化させることも伝えておくと,保湿剤への理解がより深まる.

〈川上一恵〉

外来でよくみる症状・訴え[皮膚症状]

「ステロイドをやめると,すぐに湿疹が悪くなります」

症例の背景

8か月の男児. 生後2か月頃から顔面, 体幹に湿疹が出現. 他院でステロイド軟膏が処方されている. 塗布すると数日で皮疹は消失するが, やめるとすぐに再燃するため, 今後どうしたらよいかを相談に来院した.

説明の要点

- ステロイドは使い方にコツがあること, 特に突然やめるのは再燃する可能性があることを伝える.
- ステロイドによる治療の効果判定と治療期間の決定の根拠としてTARC(thymus and activation-regulated chemokine)の有用性を理解してもらう.

使ってはいけない表現

- 「勝手にステロイドをやめてはダメです」

➡前医で軟膏の塗り方や治療期間の説明を受けていない場合もある. また, ステロイドの副作用が心配で長期間塗布を続けられない可能性も考えられる.

伝え方の具体例（保護者）

医師 ステロイド軟膏を塗布するときれいになるのですね❶.

保護者 はい．顔にはロコイド®を処方されているのですが，朝晩に塗っていました．3日くらい塗るときれいになります．きれいになるとステロイドはやめて保湿剤だけ塗っていました．保湿剤だけにすると2日もしないうちに，湿疹が出てきます．

医師 湿疹は顔だけではなく，体幹にもありますね．こちらは別のステロイド軟膏ですか？

保護者 はい．体にはリンデロン®-DPクリームが処方されています．塗るとよくなるのですが，やめるとすぐに悪化します．アトピー性皮膚炎の可能性が高いといわれています．

医師 ステロイド軟膏のやめ時は，医師の指示ですか？

保護者 いいえ．ステロイドは怖いので，よくなるとすぐにやめていました．

医師 かつてステロイド剤の使い方が決まっていなかった頃，飲み薬のステロイド剤を長期間多量に使ったことで，副作用として子どもでは成長障害が，全年齢で骨粗鬆症がみられました．しかし，湿疹の部位に塗り薬を使うだけであれば，大きな副作用はほとんどありません．ただ，ステロイド軟膏はいつ塗るのをやめるかが難しいですね❷．アトピー性皮膚炎では，皮膚の奥に炎症が残っている段階でステロイド軟膏をやめてしまうと，じきに炎症が再燃してくるといわれています．ステロイド軟膏をやめていく指標としてTARC（→ COLUMN 7, p98）を測定することもあります．

保護者 TARCって何ですか？

医師 TARCはアトピー性皮膚炎の炎症の程度を測る血液検査です．一見，皮膚がきれいになっていても，TARCの値が高いうちは炎症が残っているので，実はまだ病気は落ち着いていないのです．この段階でステロイド軟膏をやめるとすぐに湿疹が再燃します❸．お子さんの場合もTARCを指標にして，治療薬の中止時期を決めていきましょう．ステロイド軟膏をやめていく時

には，ステロイドの強さを徐々に弱くしていく方法と，塗布間隔を空けていく方法があります❹．ステロイド軟膏をやめるとすぐに皮疹が再燃する場合には，悪化要因をチェックすることも大切です．室内で動物を飼っていませんか？
保護者 飼っていません．食べ物の影響ってありますか？
医師 食べた物と皮膚の状態を併記した日記をつけると，わかる場合もあります❺．

解説

❶表現の工夫：最初の質問

湿疹が治らないという場合でも，ステロイド剤を塗ると改善する実感を認識させることにより，使い方の問題は別として有効であることをまずは自覚させる．さらに最初に処方されているステロイド軟膏の種類，前医の指示内容，ステロイド軟膏により皮疹がきれいになって何日目くらいで塗布をやめたか，やめてから再燃までの日数などを聞くことにより，現状の使用状況を確認する．現状を把握し吟味しなければ，よりよい方向性を示すことはできない．患者の前で前医の批判は避ける．

❷表現の工夫：「ステロイド軟膏はいつやめるかが難しい」

保護者は子どもの症状（見た目の皮膚の状態，痒み，睡眠障害など）を楽にさせてあげたいためステロイド軟膏を使ってみるものの，ステロイドに対する恐怖心から皮疹が改善すると自己判断でやめてしまい，やめると湿疹が再燃，悪化するという経験を繰り返している．「ステロイドの軟膏はいつやめるかが難しいですよね」と保護者の苦悩に寄り添い，今後一緒に治療をしていく姿勢を示すことにより，本やインターネットにはない安心感を伝えることができる．

❸表現の工夫：根拠に基づいて治療を進める

保護者はステロイドを必要最小限の期間でやめたいと思っている．湿疹が消失しても TARC 値が高い時期があることを認識すると，過去の「湿疹→ステロイドを塗る→皮疹消失後すぐにステロイドをやめる→湿疹の再燃→ステロイドを再開する」という悪循環の原因を自ら理解し，その後の治療において医師の言葉への信頼感が増す．

❹ステロイド軟膏のやめ方

　ステロイド軟膏による治療については複数の選択肢を提示することにより，治療に入ることのリスク認知を下げることができる．ステロイドの減量は，ステロイド軟膏の強度を下げていく方法と，塗布する間隔を徐々に空けていく方法（プロアクティブ療法）があるが，後者のほうが患者の治療への参加意欲が維持される傾向がある．

❺表現の工夫

　「ステロイドを使うか使わないか」に関心が集中するのを避け，湿疹を治療するという本来の目的に立ち返り，スモールステップに分解して，少しずつできるところから治療を進めていくという方向性を示している*．

（川上一恵）

---

* 軟膏治療の効果が十分得られない時，軟膏を塗布すると軽快するが中止するとすぐに再燃するような場合には，悪化要因を検索する．特定の食物（乳児ではミルク，鶏卵，小麦など），ダニ，花粉，ペットの毛や皮屑などの頻度が高い．食物アレルギーを疑う場合には，摂取した食品と皮疹の状態を記録することで原因食品を推測できる．花粉の影響が示唆された場合には，洗濯物を屋外で干さないといった対応も効果がある．

COLUMN 6

スモールステップで伝える

　鉄欠乏性貧血のように発症の機序が比較的単純で，頻度としても珍しくない疾患は，医療関係者からするとありふれたごく当たり前の存在として認識してしまう．そのために説明の一部を無意識に割愛する，あるいは簡略化してしまうことがある．簡単なことだから患者側が理解しているだろうと思い込むことにより，結果として説明不足に陥ってしまう．その結果，患者側の治療意欲の低下や，医療者の指示に従わないなどの不都合が生じて，最終的には医師の説明不足が患者の不利益に至る．

　特に保護者が看護師などの医療職である場合，細かく説明することがむしろ専門家相手に失礼なのではないかと考えてしまうこともある．しかし相手が医療職であるならば，こちらの説明が適切であるかを判断してもらえるよい機会ととらえて，いつもどおりの丁寧な説明をするべきである．この場合の丁寧な説明とは，言葉遣いが丁寧という意味ではなく，説明内容を**スモールステップに分解して相手に伝える**ということである．

　「お子様の息切れの原因は鉄欠乏性貧血ですから，2か月ほど鉄剤を経口投与します」という表現は，一般の人には「息切れの原因はてつけつぼーせーひんけつですから，2か月ほど鉄材を蛍光とーよします」と聞こえているのかもしれない．

　これをスモールステップに分解すると「息切れは身体の酸素不足」「息で吸い込んだ空気中の酸素を身体中に運ぶのは血液」「血液の中で，酸素は赤血球に取り込まれる」「赤血球の中で酸素はヘモグロビンというたんぱく質と結びつく」「ヘモグロビンという蛋白質の材料として重要なのが鉄分」「その鉄が不足しているから体に酸素が運べない病気が鉄欠乏性貧血」「不足している鉄を補うために，薬として鉄を飲んでもらう」などとなる．

　できる限り言葉を分解して，わかりやすい説明を心がけることが大切である．

（崎山　弘）

外来でよくみる症状・訴え[アレルギー]

「卵を食べたら発疹が出たので，卵アレルギーですよね？」

症例の背景

　1歳2か月の女児．先月から保育園に入園したが，昨日，保育園でスープ(半熟の卵とじ入り)を食べたあとに口の周りに発疹が出た．保育園の保育士から，血液検査(アレルギー検査)と除去食の指示書を出すようにいわれ，受診した．

　2人兄弟の第2子で，兄(3歳)，両親ともに喘息，アレルギー性鼻炎，アトピー性皮膚炎などのアレルギー疾患はない．乳児期の栄養は当初母乳のみだったが，6か月頃から一般的な育児書に書かれてあるとおりに離乳食を開始した．いままで，多少湿疹は出たことがあったが，近くのクリニックで軟膏や保湿クリームを処方してもらい，湿疹は消失している．10か月頃から，母乳をやめてフォローアップミルクに切り替えた．卵は固ゆで卵，十分に加熱したスクランブルエッグ，卵焼きは少しずつ食べており，いままで特に症状はなかった．受診当日は全身状態，皮膚の状態ともに異常なく，ニコニコしていた．

説明の要点

- 最近何かと話題の食物アレルギーを心配して来院しているので，その心配な気持ちに寄り添うことから始める．
- 医学的には「何でやねん？」と思うような保育園の一方的な指示や要求も，たくさんの子どもを預かる保育所としての事情も受け入れな

第2章　状況別 保護者の疑問・訴え

> がら，終始和やかな雰囲気作りを心がける．
> - そのうえで，食物アレルギーなら原因は卵だけなのか，接触性皮膚炎はどうかを確認し，血液検査（アレルギー検査，RAST値）でわかることは何かなどを理解してもらうようにしよう．

使ってはいけない表現

- 「保育園のいうことなんて，聞かなくてよいですよ！」

➡医学の専門家ではない保育園関係者から，一方的にアレルギー検査や指示書の提出を求められることは医療に携わっている医師としては納得し難いことではあるが，一方的に否定してはいけない．進歩の著しい医学の領域においても，食物アレルギーの本質についてはいまだ不明な点も多く，専門家の間でも考え方がすべて一致しているわけではない．ましてや専門的な教育を受けていない保育関係者や保護者にとっては，「食物アレルギーの診断＝アレルギー検査」という固定観念があることを十分認識する必要がある．したがって，保育園からの要求を頭から否定するような表現は避けるべきである．子どもを預かってもらう立場と，子どもを医師にみてもらっている立場の板挟みとなって，保護者を苦しめることになる．

> ### 伝え方の具体例（保護者）
> 　○○保育園に入園されたのですね！　おめでとうございます．昨日，保育園で半熟の卵とじが入っていたスープを食べたあとに口の周りに発疹が出たので，食物アレルギーを心配され，来院されたのですね．確かにそうかもしれませんね❶．
> 　もともと人間をはじめ生き物は自分自身を守るために，他者（他人）を除外するシステムを持っています．これを免疫システムといいます．人間はいろいろな病気から自らの免疫によって身を守っています．この免疫システムをうまく利用したのが予防接種です．ただし，異物をすべて排除してしまうと，逆に困ったことになることがあります．
> 　たとえば女性が妊娠してお腹に赤ちゃん（胎児）ができた時は，どうして胎児を異物として排除しないのでしょうか？　不思議ですよね！

胎児の半分は父親由来ですので，血液型も異なることの多い胎児が何か月もお腹の中に生き続けること自体，奇跡に近いですよね．不思議ですよね！ それは，女性が妊娠した時には，胎児を異物として認識しないシステムが働くんです．これを免疫寛容と呼びます．生命って，すごいですよね．免疫と免疫寛容という一見相反する2つのシステムによって，不要な異物は排除し，たとえ異物であっても必要なものは受け入れる機構が整備されているのです．このような崇高な免疫システムに思いをはせれば，口の周りにちょっと発疹が出たことだけで，犯人はお前だ！ とばかりに，卵を悪者扱いして除去するなんて失礼なことと思いませんか？❷

　以上は半分冗談ですが，以上のことをふまえて，0〜1歳児における一般的な食物アレルギーの病型，症状，経過，原因食物について説明します．大きな意味では食物アレルギーは食中毒の範疇になります．ふぐ毒や毒キノコはすべての人に食中毒を起こしますが，食物アレルギーは一部の人にしか症状が出ません．

　少し難しい話となりますが，厚生労働科学研究班の『食物アレルギーの診療の手引き』[1]によりますと，食物アレルギーの定義は「食物によって引き起こされる抗原特異的な免疫学的機序を介して生体にとって不利益な症状が惹起される現象」をいう，とされています．そのなかで湿疹などの皮膚症状を生じる臨床型分類は「食物アレルギーの関与する乳児アトピー性皮膚炎」と「即時型症状（じんましん，アナフィラキシーなど）」になります❸．

　お子さんは食べてすぐに湿疹が出ていますので即時型症状に当てはまりますが，皮膚症状がじんましんではありませんので，食物アレルギーというよりは保育園で食べたスープが原因の接触性皮膚炎が一番考えられます．いわゆる「かぶれ」です．血液検査もある程度は参考にはなりますが，血液検査（アレルギー検査，RAST値）でわかることは血中のIgE抗体の存在を示すだけで，食物アレルギーの診断根拠にはなりませんので，現時点ではあまりお勧めいたしません．接触性皮膚炎が一番考えられますので，まずは抗炎症効果のある外用薬と皮膚の保湿・保護効果のある外用薬を処方します．しばらく抗炎症剤を塗

り，よくなったあとは特に食事の前に保湿・保護剤を塗って，接触性皮膚炎の予防に努めていただくことはどうでしょうか？ 無駄な血液検査や食物除去よりは，そのほうがずっと有益だと思います❹．

　もちろん，以上のことをふまえたうえで，それでも血液検査してほしいということであれば，血液検査いたします．どうしましょうか？❺

伝え方の具体例（子ども）

　1歳の赤ちゃんに食物アレルギーの話はわからないと思うが，「卵はおいしいから食べたいよね？」などと優しく語りかけると，にっこり微笑み返すので，その姿を見るだけで保護者も納得されるはずである．

解説

❶伝えたい意図

　保育園での出来事を再確認することで，保育園・保護者・医療関係者が同じ方向を向いていることを伝え，保護者に安心感を与える．

❷表現の工夫

　異物を排除する「免疫」と異物を受け入れる「免疫寛容」について，母親として誰もが経験している妊娠を題材としたたとえ話をすることにより，わかりやすく説明する．

❸表現の工夫

　『食物アレルギーの診療の手引き』などを参考資料として実際に見せながら，0〜1歳児における一般的な食物アレルギーの病型，症状，経過，原因食物について説明する．ただ聞くだけでなく視覚からの情報があると保護者は理解しやすい．資料を持って帰らせることができれば，なお好ましい．

❹表現の工夫

　ここまでの話の流れは理解されやすいように起承転結に準じたものとなっている．最後にまとめ，結論として，以下の事柄を伝えたい．血液検査はアレルギーの診断根拠とならないこと，子どもの病気は食物アレル

ギーよりは接触性皮膚炎が考えやすいこと．接触性皮膚炎では，外用薬の塗布こそが推奨されること．

　食物アレルギー学はいまだ発展途上の学問であり，不明な点の多い分野である．また，同じ食物アレルギーでも病状は千差万別であり，最新の知見であっても目の前の患者に当てはまらないことも多いことを肝に銘じて，既存の知識のみを押し付けない態度が求められる．

❺ 伝えたい意図

　説明を理解して，それでも血液検査を受けたいと要望があれば，それも適切な判断と理解して検査を実施する．今回の訴えは「保育園から言われた」ことではあるが，本当は単なる口実で，一緒に来院していない祖父母や父親が強く求めているのかもしれない．あまりに侵襲性の強いもの以外は保護者の要求を認める道筋を残しておく．拒否だけで終わると，その場は納得したような様子をみせながら，結局，他の医療機関で血液検査を受けることになるかもしれない．

文献

1) 海老澤元宏，他：厚生労働科学研究班による食物アレルギーの診療の手引き2014.
http://www.foodallergy.jp/manual2014.pdf（最終アクセス2017年2月28日）

〔岡空輝夫〕

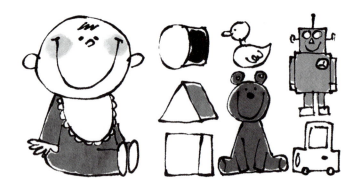

外来でよくみる症状・訴え［痛み・怪我］

「お腹を丸めて痛がっているから早くみて！」

症例の背景

3歳の男児．夕方あたりからお腹を痛がるようになり，泣き出したので受診した．病院受付でも児は「おなか，痛いー」とお腹を丸めてうずくまって泣いており，母親は「こんなに痛がるなんてきっと重症なので，早くみてください」と強く訴えている．全身状態は保たれていて，発熱なし．腹部は左下腹部が最も痛い様子であった．

説明の要点

- 重症かもしれないと焦る保護者の気持ちを汲む．
- 落ち着いて問診や診察のできる環境を作り出す．

使ってはいけない表現

- 「診察してみないと重症度なんてわかりませんよ」

➡ 保護者の心配に共感せずに事実のみを伝えても納得できないだろう．不安が強い保護者にこそ，まずは信頼関係の構築が大切である．

伝え方の具体例（保護者）

だいぶお腹が痛そうですので，まずは緊急手術が必要な病気がないかどうかを判断させてください❶．お腹が強く張って固くなっていたり，おちんちんやたまたまが腫れていたり，または本人がぐったりし

ている場合などは，危険信号かもしれないので注意して診察します．一方で，緊急手術の可能性が少ない場合には，少し時間的猶予があるのでどういった状況でお腹が痛くなったのか丁寧に問診させていただき，あらためて身体診察をさせてもらいます❷．

　いざ診察しようとしても親御さんがあたふたしてしまうと，子どももさらに不安になってしまうので，まずは優しく声をかけてあげて少しでもリラックスできる環境を整えてあげましょう．実際に診察させてもらって，レントゲン，超音波，採血など，どんな検査が必要か，もしくはしなくても大丈夫かを判断させてください．

　実際に診察を行う．

　どうやら，幸いなことに緊急手術が必要な重症度の高い疾患ではなさそうなので，ひとまず安心してください．実は，子どもがお腹が痛いと言っても一概に原因がお腹だけにあるとは限らないのです．なので，腹痛がどういった状況で起きて，どう変化しているか，他にどんな症状があるか，といった情報と丁寧な診察は非常に大切なんですね．肺炎が原因でお腹が痛いと訴えることもあるんですよ❸．

　また排便状況も大切で，トイレットトレーニングを始めた頃は便秘になる子どもも多く，硬いうんちを出そうとしてお腹が痛くなる場合も少なくありません．今回の腹痛はそういった排便に伴う腸の運動による痛みだった可能性が高いと思います．まずは排便を促してみましょうか．ちなみに小学校などに入学してトイレで個室に入ることが恥ずかしいと思うようになる時も，便秘傾向になりがちな時期ですよ❸．

　とはいっても，お腹を抱えるくらい痛がっている時は病院を受診していただいて構いません．私たちも実際に診察して経過をみないと，大丈夫なのかどうかはわかりませんので．排便に伴う腹痛かどうかは他の怖い病気を否定して初めていえることなので，強い腹痛が続く場合には遠慮せずに受診してください❹．

> **伝え方の具体例（子ども）**
> 「痛くて大変だけど，先生がどうしてお腹が痛くなっちゃったのかみてみるね」「一緒に頑張って治そうね」「まずは一番楽な姿勢でいいからお腹をみさせてもらっていいかな」と優しく声をかけながら，診察できる状態を作り出す．

解説

❶表現の工夫：診察の入り方

まずは保護者の不安な状態に共感を示しながら診察を開始することで信頼関係（ラポール）を築く．最初の段階で子どものお腹を直接触って診察することで，きちんと患者に向き合う医師であることを示し，こちらの見解を聞く余裕を持ってもらう．

❷伝えたい意図：診察の流れを簡単に説明

焦っている保護者は，X線やCTですぐに原因がわかるのではないかと勘違いすることも多い．医師が考えていることを簡単に説明して，少しずつ保護者の焦りを和らげる．

❸伝えたい意図：医学的知識を共有する

保護者が医療機関を受診した時は医学的知識を持ってもらうよい機会でもある．説明のなかに腹痛に関連する医学的情報を少し盛り込むことで，保護者にとっては今後の参考になるかもしれない．また，様々な可能性を説明することで，そういったことを鑑別に挙げながら丁寧に診察していることを理解してもらう．

❹表現の工夫

腹痛の原因を確定することは非常に難しい．多くの腹痛疾患を診療すればするほど，そのことは実感すると思われる．そのため，強い腹痛が続く場合には，実際に診察してみなければ責任あることは言えない．腸重積，内ヘルニア，精巣・卵巣捻転といった緊急性の高い疾患は受診の遅れが予後にも影響してしまう．保護者が受診を躊躇しないような言動を心がける．

〈萩原佑亮〉

外来でよくみる症状・訴え［痛み・怪我］

「頭をぶつけたので CT で脳を確認してほしい」

症例の背景

1歳8か月の男児．自宅で走っていて転倒して机に頭部を打撲した．すぐに啼泣し，嘔吐などは経過中にみられていない．母親が心配して ER を受診．診察の結果は，特に問題なかった．しかし，頭をぶつけたことによる母親の心配は強く，「頭部 CT で脳を撮る必要はないか」など質問された．

説明の要点

- 頭をぶつけたことによる保護者の不安を和らげる．
- 不要な頭部 CT は子どもにとっては害であるが，保護者が強い不安を抱えたままになることは避ける．

使ってはいけない表現

- 「こんな症状で CT なんて**無駄**です．いりません」
→ 保護者の不安や心配に共感せず，事実だけを伝えてはいけない．

伝え方の具体例（保護者）

今回，机に頭をぶつけて来院されましたが，幸い，軽いたんこぶですんだようです．お子さんが頭をぶつけると心配になりますよね❶．

第 2 章 状況別 保護者の疑問・訴え

脳に出血がないかどうか見るには，確かにCTは役立ちます．しかし，CTは放射線を使うので被曝を考えないといけません．

たとえば，針で刺す注射は痛みを伴うのがわかりやすいのでむやみに行いません．CTは痛みは伴いませんが，放射線の被曝があって，目に見えない針を子どもに刺しているのと同じようなものです．だからこそ，必要な時にCTを行うのがお子さんのためですよね❷．

今回，頭をぶつけていますが，幸いいまは元気に遊べています．なので，焦ってCTを撮影する必要はなさそうです．頭部CTを撮影する時にはしばらくCTの台の上でじっとしてもらう必要がありますが，元気な子どもはなかなかいうことを聞いてくれず，撮影が難しいことがあります．どうしても撮影が必要な時には鎮静剤を使用して本人を寝かせて撮影しますが，当然ながら鎮静剤にもデメリットがあります．今回はそういったバランスを考えると頭部CTは撮影しなくても大丈夫そうです❷．

実は，現在のCTは非常に高性能なので，昔なら見えなかったごくわずかな出血も見つけることができるようになってきました．ただ，そのようなごくわずかな出血は子どもが元気であれば経過をみることに変わりはありません❸．やっぱり，この子が現時点で元気かどうかが大切なんですね．

また，もしかしたら，頭はぶつけると後になってから症状が出てくると聞いたことがあるかもしれません．高齢者などは脳が萎縮していることもあって，後から症状が出てくることもありますが，子どもの脳はしっかりと詰まっているので，比較的症状は早く出てきます❹．なので，いまのこの子の状態をみると不安がる必要はありません．

もちろん後から症状が出てくることもゼロではありませんが，確率は非常に低いとは思います．もし帰宅後に嘔吐が続くなどの症状がみられたら，遠慮せずに受診してください❺．また，心配であればもう少し院内で経過をみさせてもらっても構いません．診察室にいると子どもも緊張して普段どおりの姿を見せてくれないことが多いので，診察室を出て様子をみましょう．元気に遊んだり，飲んだり食べたりするようになれば，お母さんの不安も少しずつ和らぐと思いますし，も

し何かあればすぐに対応することもできます．もう少しでお昼になるので，お昼ご飯を食べてきて，その後にもう一度診察しましょうか？❻

伝え方の具体例(子ども)

「頭をごっつんこしちゃったから，ぶつけたところは痛いよね．でも，いまは元気に遊べているし，げーって吐いてもいないから頭の中身は大丈夫そうだ．ぶつけたところもあと何回か寝たら自然に痛くなくなっていくよ．もし，お家に帰ってから，とっても頭が痛くなったり，げーげー吐いちゃうようなら，お父さん，お母さんに教えてあげてね」と子どもに説明しながら，あらためて保護者にも理解してもらう．

解説
❶ 母親の気持ちにまずは共感する

保護者の不安や心配は，子どもを大切に思うがこその結果であることを忘れてはいけない．保護者の気持ちに共感することで信頼感を得ることができる．信頼感がなければ，どんな言葉で説明しても保護者の耳には入っていかない．医師が保護者の感じている不安を直接言葉にすることで，真剣に子どもを診察していることを保護者へ明確に伝えることができる．共感を示すことなく診察や説明を進めてしまうと，雑な診察をされたと誤解を受ける恐れがある．

❷ 伝えたい意図：子どものことを考えていることを強調する

医学的に考えて頭部CTが不要であることは明らかであったとしても，それを保護者に理解してもらうのが難しいこともある．医療者にとって頭部CTのメリットやデメリットは当たり前かもしれないが，保護者にとっては当たり前ではない．単に「不要です」と伝えても保護者には理由がわからないことが多い．どうして不要なのか，頭部CTを撮影することで生じるデメリットは何なのか，をわかりやすく説明することで理解を進める．

❸ 説明の追加

帰宅した後に保護者が再び不安になって病院を受診する場合もありう

る．その際に他の医療機関を受診することもあり，施設の方針の違いから頭部CTを撮影する可能性も十分に考えられる．そうして撮影された頭部CTによってごく軽微な脳出血などが見つかった際には，保護者からすれば見逃しがあったと誤解をされてしまう．軽微な脳出血があったとしても，児が元気であれば経過を慎重に見ていくことに変わりはないことを事前に説明しておくことで，そういったトラブルを防ぐことができる．

❹ 伝えたい意図：一般的に思われていることと医学的な正しい情報を丁寧に説明

一般的に頭の怪我は後から症状が出てくると思われている．確かに高齢者などに多い慢性硬膜下血腫は後日になって症状や所見が明らかになってくるが，小児で起こることは稀である．保護者が抱えるであろう不安に対して正しい医学的な情報を伝えることで，安心感を与えるように心がける．

❺ 表現の工夫：自宅で見守る家族が安心感を得られる言葉をかける

病院では安心して帰宅しても，帰宅後に1回嘔吐したなどの症状があると再び不安になる場合もありうる．帰宅後にどういった症状があれば再受診したほうがよいのかを伝えておく．口頭での説明だと忘れてしまうことも多いため，可能であればパンフレットを作成して帰宅時に渡し，書面で参照できるほうがよいだろう．

❻ 説明の工夫

それでも不安がなかなか消えない保護者もいる．そういった場合には早急に帰宅を促すのではなく，時間をかけて安心感を得てもらう．ずっと診察室や待合室にいる必要もないため，時間を決めて「○時間後にもう一度診察させてください」と提案し，しばらく別の場所で過ごしてもらう．その経過中に子どもが元気よく遊んだり，飲食しても嘔吐しなかったりする姿を見ることで保護者の不安も和らいでくることが多い．

〈萩原佑亮〉

外来でよくみる症状・訴え[痛み・怪我]

「顔に怪我をさせてしまった！傷跡は残りますか？」

症例の背景

　8か月の女児．母親がバギーに乗せて散歩の途中，女児が突然脇に身を乗り出したためバランスを崩してしまった．母親は咄嗟に女児を抱き上げようとしたが，一瞬早くバギーから転落，右顔面をアスファルトの地面に強打した．泣き叫ぶ女児を抱えながら，母親も半泣きの状態で当院を受診．

　診察したところ，閉眼しているも泣き声は大きく，手足の動きも良好．右頬に長径 20 mm 程度の裂傷を認める．他に外傷なし．裂傷は出血を伴っていたものの，すでに止血していた．この時点での深達度は明らかではないが，皮下組織に至る皮膚欠損創と推定した．水道水にて洗浄し，創傷被覆材にて創傷面を保護した*．

説明の要点

- 傷跡が残るかどうかについては，残らないことを前提とした内容が望ましい．「残る可能性がある」ことだけを伝えれば，母親の意識の中に「傷は残る」心証だけが残り，自責の念がさらに強まる．母親の

---

* 最近の傷の治療として，「消毒しない・乾かさない・ガーゼをあてない」ウェット療法（湿潤療法）が最良の方法であることが認識されつつあり，筆者の医院でもその方針で治療している．

不安は増大し，不安は女児へも伝播していくであろう．良好な親子関係を築けなくなる恐れも生じる．後悔にとらわれることなく，治療に際し前向きな姿勢となれる説明が理想である．

使ってはいけない表現

- 「なぜバギーから落ちたのか」

➡小児の事故に対して，原因を究明することは重要である．また，落下によりどの程度の衝撃が女児にもたらされたかを評価するうえでは，「何cmの高さから，どのような向きで落下し，打撲したのはどの部位辺りか」程度の質問は必須と思う．傷にばかり目がいってしまい，他の障害を見落とすことがあってはならない．

とはいえ，受傷直後に「なぜバギーから落ちたのか」の質問は，それでなくとも気が動転している母親の耳には「なぜバギーから落としたのだ」「なぜ落ちることに気づかなかったのだ」といった尋問に聞こえるかもしれない．最低限の情報を得るための問いかけに留め，事故の原因究明は，受傷後時間が経ち，母親が冷静に状況を分析できる状態になるまで待つべきであろう．

- 「とりあえず様子をみましょう」

➡保護者からすると様子をみるといわれても，何をどのように観察すればよいのかがわからない．より具体的に指摘する必要がある．

伝え方の具体例（保護者）

　突然のことで，びっくりされたことでしょうね❶．大丈夫ですよ．頭の中や内臓，手足に異常はありません．大きな病院で手術などという必要も，もちろんありません．ただね，顔や頭を打った場合，後になって吐き気が出たり，機嫌が悪くなったり元気がなくなったりということもあるのです．怪我をしてから24時間は注意してね，といわれています．絶対にそうなるということではなくて，そうなる可能性もないわけではない，ということです．もしそういう症状が出たとしても，すぐに対処すれば問題はありません．ほんとにね，もしそうなったとすればの話です．そんな症状が出たらすぐに当院へご連絡く

ださい❷．
　傷跡は，まず残らないと思います．残ったとしたら，その時はその時です．その時に考えましょう❸．

伝え方の具体例（子ども）
　症例は8か月の乳児であることより，言葉での説明は大きな意味を持たないかもしれないものの，診察の際は無言ではなく，笑顔での声かけを心がけたい．子どもと目が合い，笑顔が返ってくるようであれば，脳の働きが正常である根拠として母親に伝えるのもよい．泣き続けるようであれば，母親に抱っこしてもらいながらの診察を考慮する．医療者が慌てることなく対応すれば母親も安心し，母親が落ちつけば子どもも泣き止むのが常である．

解説
❶ 表現の工夫
　初めて母親と対面した段階での声かけがまず重要となる．筆者は事故状況の問診をしつつ身体診察を行い，受傷は顔面のみであることを確認した時点で，説明を開始する．

❷ 伝えたい意図：急変時に備えての対応策の伝授
　外傷に限らず，感冒やインフルエンザでも，状態が突如として急変する可能性はあり得る．かといって，すべてのインフルエンザのケースでインフルエンザ脳症の詳細な説明を行っていては，保護者をむやみに不安に陥れるだけの可能性もある．
　頭部打撲で保護者がまず心配することは，脳に影響はないのか，命に関わるような重症な病気が隠れてはいないかということである．顔面や頭部外傷で最も懸念されるのは急性硬膜外血腫であるが，「急性硬膜外血腫」という病名を強調するよりは，「こういったことになったらこうしてほしい」といった保護者にわかりやすい症状とその時の対応という形の説明のほうが具体性を持ち，有用である．それとともに現病歴と診察所見から，緊急性のある重い病態は現時点では否定的であることを伝えて，まずは不安を

解消させる．

❸ 表現の工夫

　命に関わる怪我ではないとわかった時点で母親の不安の焦点は，「傷跡が残るかどうか」である．受傷直後の創傷の深達度は不明瞭なことがほとんどである．皮膚の損傷が深ければ深いほど肥厚性瘢痕や色素沈着などが残る可能性は高いため，本来であれば受傷直後の時点での「傷跡」に関する説明は避けたほうがよいかもしれない．しかし，よほど深層にまで及ぶ創傷・熱傷でない限り，筆者は「もしも傷跡が残ったら，その時に考えましょう」と答えることとしている．

　「傷の跡は残りますか？」の質問に対して，往々にして「傷跡が残らない保証はありません」と言葉を返す医療者は多い．というよりも，外科系の医師であればそのように答えることがほとんどであろう．傷跡が残るか残らないかがわからない時点では，「残らない」と断言すること自体に問題がないわけではない．「残らない」と言って，もし残ってしまったらどうなるのか．医療訴訟への発展は，このような時代であれば容易に想像しうることである．とはいえ，「残る」という確信もない以上は「残る」と断言すべきでもなく，「残らない保証はない」もきわめて曖昧な表現であろう．

　ここで考えていただきたいことは，「傷跡が残らない保証はない」と，「傷跡は残らないと思う．残ったらその時に考える」の表現の相違である．実はこの 2 つ，言い回しは異なるが「傷跡が残る可能性はあること」を伝えている点で，内容は全く同じなのである．後者は，「傷跡は残らない」という医療者の主観的見解を述べた後，「残る場合もあること」を暗示している．しかし，前者の「残らない保証はない」という断定的な表現に比べ柔らかいものとなっており，心証は全く異なる．母親の不安は少なからず解消されるに違いない．断定的な言い回しは，ポジティブなメッセージを伝える時にのみ使ったほうがよいように思う．

＊

　創傷にせよ熱傷にせよ，怪我をした子どもの保護者は「あの時こうしていればよかった」「ああしなければよかった」という自責の念のかたまりになっている．子どもが身体に傷を負った以上に，親は心に傷を負っているのである．もちろん，子どもの怪我で最も大切なことは「予防」であり，再

発防止のためにも「なぜこのような事故が起きたのか」の検証は重要であろう．しかしそれは，後になってからじっくりと行えばよいことでもある．

受傷直後は身体の傷だけでなく，人の心をも優しく包み込む治療を心がけたい．

（佐久間秀人）

COLUMN 7

アトピー性皮膚炎の指標 TARC

TARC はアトピー性皮膚炎において特異性がみられ，重症度を評価する血液検査である．検査値が高いと重症，低いと軽症と判定される．保険診療では月 1 回算定できる．

湿疹がよくなったように見えても，皮膚の奥では炎症が治っていない時には TARC の数値は下がらない．TARC の正常値は，小児（6～12 か月）＜ 1,367 pg/mL，小児（1～2 歳）＜ 998 pg/mL，小児（2 歳以上）＜ 743 pg/mL，成人＜ 450 pg/mL である[1,2]．成人では 700 pg/mL 未満，小児では 760 pg/mL 未満になると，炎症が軽度になったと判定される．TARC 値が正常化した後にステロイドの減量を開始する．

文献
1) 藤澤隆夫，他：小児アトピー性皮膚炎の病勢評価マーカーとしての血清 TARC/CCL17 の臨床的有用性．日小ア誌 19(5)：744-757, 2005.
2) 玉置邦彦，他：アトピー性皮膚炎の病勢指標としての血清 TARC/CCL17 値についての臨床的検討．日皮会誌 116(1)：27-39, 2006.

（川上一恵）

外来でよくみる症状・訴え[感染症]

「保育園に入ってから かぜばかりひいています. ストレスですか?」

症例の背景

　1歳2か月の男児,第1子.7か月時に突発性発疹に罹患した以外,かぜをひくこともなく健康であった.母親が1年間の育児休暇を経て職場に復帰し,2か月前から保育園に通っている.まだ保育園に馴染めないのか,毎朝保育園の玄関で大泣きして母親と別れるという状態が続いている.入園後1週間くらいで発熱し,近医受診.急性上気道炎の診断で内服薬を処方された.熱は1日で解熱し,咳と鼻水は続いていたが通園は可能であった.その後1週間も経たないうちに嘔吐と下痢の症状で再診,お腹のかぜ(急性胃腸炎)と診断された.2日後にやっと元気になって登園を再開したと思ったら咳と鼻水が悪化して保育園で発熱し,母親の職場に電話連絡が入る.このようなことがこの2か月間に数回あった.

　今回も仕事中に発熱のため電話で呼ばれ,かぜ以外の原因があるのではないかと心配になり当院を受診した.診察上は軽度の咽頭発赤を認めるものの聴診上異常所見なく,中耳炎の所見もないため,急性上気道炎と診断した.

説明の要点

- 保護者が心配していること,仕事と育児の両立で苦労していることを認めるように,受容的に対応する.

> - 子どもが新しい環境に慣れるまでは心も体も多少不安定になることはあるが，患児の一連の症状はストレスがすべての原因ではなさそうだということを丁寧に説明する．
> - 子どもの年齢的な特徴，そして集団生活という環境では感染症に罹患しやすいこと，そしてかぜをひくことにより免疫を獲得して丈夫になっていくことをわかりやすく説明する．

使ってはいけない表現

- 「お母さん，心配しすぎですよ」

➡ いままでかぜ一つひかなかった丈夫なわが子が急にかぜばかりひいている．いやいや通園している保育園がストレスになっているのではないか，と心配するのは当然である．毎朝保育園の玄関で後ろ髪を引かれる思いでわが子と別れる母親の気持ちを考えると，納得できない表現である．

- 「保育園をお休みしてもしっかり治さないうちに登園するから，またすぐかぜをひくのですよ」「これくらいのかぜなら，お家で安静にしていれば治りますよ」

➡ 保護者も保育園を休んで安静にさせたいのはやまやまだが，職場に復帰したばかりであり容易に休暇を取れないのが実情だと思われる．職場での疲れと家庭での育児・看護の苦労を認めてねぎらう表現，さらに子どもの健康を一緒に守っていこうと前向きな気持ちになれる表現を選びたい．

> **伝え方の具体例（保護者）**
>
> 　今日はお仕事中に突然保育園から連絡が入り，さぞ驚かれたことでしょう．お仕事に差し支えはありませんでしたか？　夜も咳をしていたそうですが，お母さんはよく眠れましたか？　子どもは細切れでもけっこう眠れるものですが，大人はそうはいきません．お疲れではないですか？　お仕事も大変なのに，育児もがんばっていらっしゃいますね❶．
> 　さて，お子さんを診察しましたが，少し喉が赤いだけで胸の音も異常ありませんし，耳も大丈夫です．肺炎や中耳炎は起こしていません．普通のかぜだと思います❷．元気そうな様子ですし，少し熱も下

がってきましたね．お母さんの顔を見て安心したのかな．

　毎朝登園の時に泣くとのことですが，その時はお母さんもちょっと悲しくなりますね．でも，逆にお母さんよりも保育園のほうがよくなってしまったら，少し複雑な気持ちですね．お母さんと離れている時間があるから，お母さんが迎えに来てくれた時の嬉しさが倍増するのでしょう．日中は保育園で楽しそうに過ごしているようですから，だんだん慣れてきていますよ．お母さんとずっと一緒の生活から急に新しい生活になったのですから，心も体も多少不安定になるのは仕方ないですね．でも今回の症状は普通のかぜの症状ですから，ストレスが原因となっているわけではないようです❸．

　ところで，子どもはどうしてこんなにかぜばかりひくのだろうって疑問に思いませんか？「子どもは風の子」といわれて元気なはずなのにおかしいですよね．実は「子どもはかぜひきの子」なのです．つまり，かぜをひくのが子どもの仕事みたいなものなのです．大人はあまりかぜをひきませんね．それは，子どもの時に何度もかぜをひいて，かぜの原因となるウイルスに対する免疫をたくさん持っているからです．

　赤ちゃんはお腹の中にいる時にお母さんからへその緒を通して免疫の貯金をもらって生まれてきます❹．つまり，子どもは生まれてからしばらくはお母さんからもらった貯金を使って生活している訳です．でも，この貯金は生まれてから5～6か月も経つと使い果たしてしまいます．貯金がなくなったら自分で働いて稼がなくてはなりません．その仕事がかぜをひくということです．一度かぜをひいて回復すると，1つ免疫の貯金ができます．でも少しくらいの貯金では楽な生活はできません．お家でお母さんと生活しているうちはかぜのウイルスに接触する機会が少ないので，仕事はほとんどなく貯金は増えません．ところが，保育園に入ると集団生活の中でたくさんのかぜのウイルスが溢れていますから，急に仕事が増えて忙しくなります．人間にかぜの症状を起こすウイルスの数は200～300もあるといわれています．仮に1週間に一度かぜをひいて1つの免疫の貯金ができるとしても，これらのウイルスに対する免疫を稼ぎ出すためには何年もか

かってしまいます❺.

　どうです，子どもの仕事も大変でしょう？　子どもはかぜをひくたびに免疫の貯金を増やして丈夫になっていくのです．熱や咳や鼻水はかぜのウイルスと戦うための大切な武器ですから，無理に止める必要はありません．お母さんもお忙しくて大変でしょうが，子どもが一生懸命かぜのウイルスと戦って免疫の貯金をするお手伝いをしてくれませんか．私たちも大いに協力しますよ．

伝え方の具体例（子ども）

　目を見ながら，「こんにちは」「元気？」「今日は保育園楽しかった？」と話しかける．嫌がって目を背ける子どもにも，「お腹見せてね」「次は背中だよ」「お口も見せてね」と声をかけながら診察する．最後に「バイバイ」で終える．保護者と話す時も子どもに視線を送り，一緒に子どもを見守っていこうという姿勢を表現する．

解説

❶伝えたい意図

　仕事と育児で疲労困憊，そして仕事中に呼び出されて受診した母親の気持ちを考え，まずはねぎらい，受容的な姿勢を伝えることにより，医療者側の言葉を保護者が受け入れやすくなる．

❷表現の工夫

　保護者には得ることができない情報である現時点での子どもの具体的な診察所見を示すことにより，子どもが重大な病気に罹患しているわけではないことを保護者が受け入れやすくする．

❸伝えたい意図

　保護者は自分の都合で子どもを保育園に預けたことに対して罪悪感を抱き，慣れない通園のストレスで子どもがかぜを繰り返すのではないかと心配していると思われる．ストレスだけが原因でかぜをひくわけではないことに言及して，保護者の呵責の念の軽減に努める．保護者と離れた生活をすることで楽しいこともあるし，子どもはすぐに慣れてしまうだろう．

❹ 表現の工夫

「かぜをひく」ことを「免疫の貯金」という前向きな表現に代えて，子どもにとってかぜをひくことは決して悪いことではないことを示す．適切な比喩は理解を助ける．

❺ 伝えたい意図

幼児期はいわばかぜの適齢期であり，何度もかぜをひくのは異常なことではないし，特に集団生活の中では普通に見られる状況である．一般的に稀なことは大事(おおごと)だと感じやすく，子どもの健康という点では重い病気が潜んでいるのではないかと不安になる．集団生活において何度もかぜをひくことはよくある出来事だと伝えることにより，重篤ではなく，心配ない状態であることが容易に想像できるようになる．

（藤林伸助）

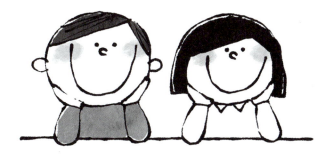

外来でよくみる症状・訴え[感染症]

「熱が下がれば登校できますか？」

症例の背景

　7歳の男児．2日前からの発熱，咳嗽のために受診した．体温は39℃台が続いていたが，今朝から37℃前後に下がってきた．しかし，食事は通常の半分しかとれず，活気もあまりない．診断として，症状や周囲の流行状況から，ウイルス性の上気道炎が最も考えられた．
　そこへ母親から「明日は仕事を休めないので，熱が下がれば登校させていいですか？」と質問された．

説明の要点

- 解熱＝病気が治った，ことではないことを伝える．
- 夜間眠って身体を休めた後，朝は一時的に解熱しても午後にかけて熱が再び上がってくることが，かぜ症候群の時にしばしば経験する自然な経過であることを説明する．
- 疾患によっては，学校を休まなくてはいけない期間が法律で決まっていることを伝える．

使ってはいけない表現

- 「熱が下がったら，学校サボっちゃだめだよ」

➡授業に遅れるかもしれない，行事に参加させたい，場合によっては保護者が仕事を休みにくいなど，保護者はなるべく早く学校に登校させたいと

いう気持ちでいることが多い．不本意に学校を休まざるを得なかった子どもや保護者にとって，サボるという言葉を使うことで子どもを傷つけ，また，体調が悪いことを理解してくれないと誤解を招きかねない．普段何気なく使っている言葉が，時と場合によってはコミュニケーションエラーの元凶となるので注意する．

- 「熱が下がったら，もう学校に行っていいよ」

➡ かぜによる発熱では一時的に解熱することがあるため，1日程度は様子をみたい．安易に登校を勧めないほうがよい．

伝え方の具体例（保護者）

　症状と周囲の流行から，ウイルスによるかぜだと思います．最近受診している子どもたちの経過をみると，4〜5日ぐらい熱が続く可能性があります❶．本人が持っている体力・免疫力が"特効薬"で，ウイルスをやっつける特別な飲み薬や点滴はありません．免疫力を最大限にするために，しっかりと体を休め，脱水にならないようにこまめに水分をとらせ，消化のよいものを食べさせてあげてください．熱が高い間，冷たいタオルで頭を冷やしてあげると，熱が少し下がるとともに，子どもが安心感を覚え，体を休めることにとても有効です❷．

　熱が高いためにつらくて眠ることができない，食事をとることができないようであれば，解熱薬を使って下げてあげてもよいです．しかし，あくまでも一時的に熱を強制的に下げるだけでかぜを治すわけではないので，かぜの勢いが強い時にはまた熱が上がってきます．一時的に下がったからといって遊んだり登校したりすると体力を消耗して疲れるだけであり，解熱薬を使った意味はないので，しっかりと体を休めるようにしてください．

　お母さんも経験あると思いますが，しっかり寝て体を休めた後，朝起きた時には体温が下がりますが，かぜの勢いが続いている場合には午後にかけて熱が上がってきます❸．体温を測ってグラフにすると，高い熱が続いているのか，高い熱はあるけど徐々に下がってきているのかよくわかりますし，解熱薬を使用したところに印を付け，同時に他の症状も記入すると，かぜがよくなってきているのかどうか，理解

しやすくなります❹．

　インフルエンザのように，熱が下がっても丸1日経ってから再び熱が1日ぐらい出ることがあります．朝の調子など一時的な解熱だけで判断せずに，少なくとも丸1日以上，解熱したのを確認することが大切です．

　また，学校に行って数時間，授業を受けることは子どもにとってかなりの体力が必要です．熱が下がっていても，授業を受けるだけの体力が回復していない場合，他の症状が強い場合や本人の元気がない場合には，まだかぜが治りきっていないので無理させないでください❺．

伝え方の具体例（子ども）

　かぜのばい菌が体の中で悪さをしているので，君の体がばい菌をやっつけるために熱が出ています．しっかり寝て体を休めたら朝には熱が下がるけど，長いと4〜5日は熱が上がったり下がったり続くでしょう．でも徐々によくなっていくから，丸1日熱がなくなって，他の症状も軽くなって友達にうつさないようになったら，学校に行こうね．友達と早く遊び，学校で勉強ができるように，しっかりと体を休めてばい菌をやっつけよう．

解説

❶ 伝えたい意図

　現時点での診断をしっかりと伝え，不要な心配を避けるとともに，最新の流行感染症の情報と今後の見通しを伝えることで，保護者の不安を減らすことができる．保護者同士で情報も持っているため，医師もクリニックや病院や学校の流行状況とともに，感染症サーベイランス情報をしっかり把握しておく必要がある．

❷ 表現の工夫

　「自然とよくなります」「経過をみましょう」だけでなく，家庭で実践できる対症療法について具体的に説明することで，子どもと保護者が一緒に「かぜを治す」という治療参加ができる．それとともに，保護者が発熱だけ

にとらわれることなく，全身状態の把握をしっかりとできるようになる．

❸ 表現の工夫

具体的に予想される熱の動きを伝えるとともに，保護者自身の経験を思い出させることでかぜ症候群の自然歴を理解してもらいやすくなる．同時に，発熱など主訴以外の症状についても，「おもちゃで遊ぶ元気はありますか？」「普段の食事量と比べるとどのぐらいですか？」というように具体的に確認して，熱以外の症状，全身状態について確認する．

❹ 伝えたい意図

熱型表の見方を教えるとともに，発熱や諸症状を保護者が客観的に評価できるように誘導する．

❺ 伝えたい意図

解熱＝元気になった，ではないことをしっかりと伝える．同時に，発熱の原因となる疾患によっては出席停止期間が決められている疾患 表 があることも忘れてはいけない．

表 学校感染症とその出席停止期間(平成24年4月改訂版，抜粋)

インフルエンザ（鳥インフルエンザを除く）	発症後5日を経過し，かつ解熱した後2日（幼児は3日）を経過するまで
麻疹（はしか）	解熱した後3日を経過するまで
流行性耳下腺炎（おたふくかぜ）	耳下腺，顎下腺または舌下腺の腫脹が発現した後5日を経過し，かつ全身状態が良好になるまで
風疹（三日はしか）	発疹が消失するまで
水痘（水ぼうそう）	すべての発疹が痂皮化するまで
咽頭結膜熱（プール熱）	主要症状が消退した後2日を経過するまで

たとえば「解熱した後2日を経過するまで」とは，解熱した翌日を第1日とするため，月曜日に解熱した場合，木曜日から出席が可能になる．

文献

1) 文部科学省：学校において予防すべき感染症の解説．
   http://www.mext.go.jp/a_menu/kenko/hoken/1334054.htm（最終アクセス2017年2月28日）〈学校保健安全法や出席停止基準，各種感染症の説明を5つのpdfに分けて掲載〉

(幡谷浩史)

乳幼児健診

「離乳食が進まず，体重が増えていないようです」

症例の背景

　6か月の女児．6か月健診で母親が「離乳食が進まず，下痢も続いている．体重が増えていないようなので心配です」と訴えている．診察したところ，成長曲線上でも小柄ではあるが，順調に成長していることが確認できた．下痢について実際に確認したところ，便は形のある軟便程度で臨床的に問題があるようには感じられない．筋緊張，首のすわり，寝返りなども問題なく，知的な発達にも問題はみられなかった．皮膚にはアザを含め発疹を認めず，あやせば笑顔をみせる．

説明の要点

- 今日の健診の所見をもとにして，今後起こりうる疾病の説明をするよりも，いままでの育児の経過が問題なかったことを伝えたい．
- 「このようにしましょう」という指導的な言葉よりも保護者が「いままでのやり方でよかった」という気持ちになれる表現を多く使う．

使ってはいけない表現

- 「離乳食の進め方がよくないので，体重の経過が気になるのでしょう」

➡「体重の増えが悪い」などの直接的な表現を避けて，「体重の経過が気になるのでしょう」と保護者の気持ちを慮って柔かい表現を使っていることは好ましいが，「よくない」という否定的な表現からこれまでの育児方法を

否定されたと保護者に受け止められる危険性がある．離乳食の進みがよくないという評価に医学的理由があったとしても，努力したことをダメと否定することは保護者が行動変容を起こすことに結びつかない．むしろ反発して指示に従う気持ちを失うこともある．

伝え方の具体例（保護者）

　健診でみることはいくつかありますが，まず1つ，体が大きくなっているかどうか❶．これは身長と体重を測ればわかることですが，測って他の子どもと比較するのではなく，この子がこの子なりに大きくなっているかどうかを確認します．大きくなっていることがよくて，小さいことが悪いという意味ではありません．そのために成長曲線を使って評価をします．大きい子は大きい子なりに，小さい子は小さい子なりに成長しているかどうかをみるのです．

　ここにあるグラフが成長曲線で❷，この子の生まれた時，1か月健診，3か月健診，そして今日の値が赤い点で示されています図．この子の体重は一番下の線に乗っているので，100人いたら小さいほうから3番目，体重も軽いほうから3番目くらいです．100人健康な子どもがいれば，誰かは一番小さくて，誰かは一番大きい，これは個人差であって，よい悪いの問題ではありません．そういう意味で，この子は小さい子なりにちゃんと大きくなっているので，身体の大きさ，つまり栄養状態もよいということですから，いま飲んでいる量，食べている量に全く問題はありません❸．

　下痢という言葉は，大人の感覚からすると便の回数が増えて，便の性状が緩くなることをいうものですが，乳児は違います．この子のように1日に8回授乳している子どもは授乳回数と一緒，1日に8回程度排便があっても心配ありません．母乳を飲んでいると便も緩くなります．水っぽいから必ずしも下痢とはいえないのです．もしも下痢が3日続いたらお母さんの体重はどうなりますか？　普通は減りますね❹．でもこの子の体重は成長曲線でみるとちゃんと増えています．消化吸収機能は正常です．つまり下痢ではないということです．いまのままで，この子の便は心配ありません．おしりが汚れやすいでしょ

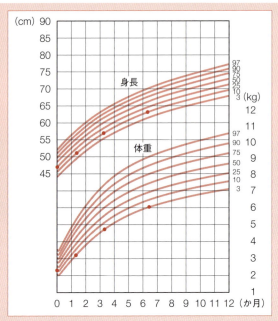

図　乳幼児（女児）身体発育パーセンタイル曲線（身長・体重）

うから，うんちに気がついたらきれいにしてあげましょう❺．

　次に機能が伴っているかどうか．機能を運動機能と知能に分けると，運動機能は寝返りとなんとなくのお座りができているようですから十分です．知能は顔にかけたハンカチが取れる，目を見て笑うことができれば十分です．

　運動機能，知能，身体の大きさ，いずれも何も問題ない健康な6か月の女の子と考えていただいて結構です．

伝え方の具体例（子ども）

　6か月の子どもに話しても理解することはないが，保護者と常に視線を合わせながら諭すように話し続けるよりも，「おしりが汚れやすいですから，うんちに気がついたらきれいにしてあげましょう」などのように子どもの身体についての話題の時は，子どもの身体を診察しながら，子どもに語りかけるように話すのもよい．母親と一緒に子どもを守っているという姿勢を態度で表現することができる．

解説

❶表現の工夫
　健康という概念を理解しやすいように，体格，運動機能，知能に分けて説明をする．全体像として把握することが難しい場合でも，分けて説明すると理解しやすい．

❷表現の工夫
　具体的に成長曲線を示しながら話をすることで，体重の経過が視覚的に理解できる．

❸伝えたい意図
　「全く問題はない」という表現を使うことによって，「いままでの育児に間違いはない」ということを伝えたい．

❹表現の工夫
　子どもの身体の健康像を説明する時に，理解しやすい身近な具体例として自分（母親）が経験したであろうことを使う．

❺伝えたい意図
　「おしりを洗う」のように何か具体的に容易にできることを示すことにより，帰宅してからの育児で「子どもによいことが1つできた」という達成感，充実感を与えることができる．

＊

　保護者は一生懸命育児をしている．同居する他の家族の状況，仕事や家事の都合，保護者本人の心身の健康状態などの背景を承知することなく，保護者の努力が足りないなどの表現を使うと保護者は不愉快になる．不愉快な思いをすると，医師が適切でわかりやすい説明をしたとしても，聞く耳を持たなくなることがある．まずはこちらの話を受け入れてもらえるような会話をすることが大切である．そのためには，いままでやってきた育児を否定するような表現をしてはいけない．

　「いまのままで大丈夫」と専門家である医師に言われることにより，これからの育児に自信を持って意欲的に臨むことができる．その姿勢から今後出会うであろう多少の困難を克服してもらえることが期待できる．

（崎山　弘）

乳幼児健診

「上の子より発達が遅れている気がします」

> ### 症例の背景
>
> 　10か月の男児．乳児健診で母親と来院．2人兄弟の第2子で，兄と比べて体格はよいが，運動発達が遅く，やっとお座りする程度で，つかまり立ちや伝い歩きはしようとしない．母親は「兄や周囲の子どもたちと比べて，運動発達が遅れている気がする」と訴える．身長69.8 cm，体重9.8 kg，母親の仕事の都合で3か月で母乳から人工乳に切り替え，6か月からは標準の離乳食を食べている．3回の離乳食＋食後と寝る前に人工乳を200 mL程度飲んでいる．夜間はぐっすり寝て，一度も起きない．昼間はまだ寒い（山陰の3月はまだ寒いのです！）ので，あまり外出はしていない．室内で厚着させて，靴下を履かせて，ゴロゴロさせている．育児は祖父母にも手伝ってもらっている．
>
> 　兄は3歳3か月で体格はやや小柄であるが運動発達は早く，9か月でつかまり立ちし，10か月頃にはよたよたしながらも，1人で歩いていた．なお，母親は第1子妊娠のあと一度退職したので，兄は完全母乳栄養で育てた．
>
> 　健診の結果，体格（9.8 kg，＋0.8 SD）は良で栄養状態もよい．身体所見は異常ない．運動発達的には，お座りはややぐらつくが可能である．つかまり立ちは意欲がないのか立たせようとしてもしゃがんでしまう．パラシュート反射は陽性である．以上より，体格は標準以上で，運動発達はやや遅いものの正常範囲内と考えられた．

> **説明の要点**

> - まず，兄の成長発達が申し分なく，すばらしいことを話す．そのうえで，弟がなぜ発達が遅れていると思うのか尋ねてみる．
> - 赤ちゃんの発育・発達には個人差があり，その子なりに大きくなり，成長発達していれば，問題ないことを理解してもらう．
> - 母乳栄養と人工栄養，冬生まれと夏生まれで，体重増加や運動発達に違いがあるのか？などを客観的な資料を提示しながら，一緒に考えてもらう．

使ってはいけない表現

- 「ミルクの飲ませすぎで，太ったせいでしょう！」

➡ 長男は1歳までは完全に母乳で育児できたが，次男は仕事の都合で3か月から人工乳に切り替え，育児も祖父母に任せたままであり，母親は次男に対して心の中では申し訳なく思っているかもしれない．そんな時に不用意な発言が母親の心を傷つけることがあるため，言葉を選んで発言する必要がある．

伝え方の具体例（保護者）

医師 どうして発達が遅いと思われたのですか？❶

母親 3歳の兄は，確かこの時期にはつかまり立ちし，少しずつ歩き出していたように思うのです．比べちゃいけないとはわかっているのですが，長男と比べると次男は身体だけは大きいのですが，つかまり立ちはしないし，はいはいもほとんどしません．運動発達が遅れているように思えてしかたありません．

医師 そうですね．お兄ちゃんと比べると弟さんは少し遅れているようにも見えますね．その前に，お兄ちゃんの運動発達がすばらしいです！❷

母親 長男は第1子なので，仕事も辞めて，母乳で頑張るんだと，子育てに専念しました．でも，次男の時は仕事が辞められなくて，産休のあとはすぐに職場に復帰し，人工乳にしちゃいまし

た．愛情不足ですよね．

医師 お母さん，そんなことはないですよ！　母乳栄養が赤ちゃんにとって理想なのはもちろんですが，家庭やお母さんの事情によって，産後3か月頃から会社に復帰するのは褒められることはあっても，けっして非難されることではありません．また，子どもさんの発育や発達は個人差が大きく，兄弟でもずいぶん違うことがあります❸．ところでお母さん！　赤ちゃんの時の栄養方法の違い，すなわち母乳栄養と人工栄養で育てられた場合の体重の違いがあるって，ご存知でしたか？　また，冬生まれと夏生まれの赤ちゃんは運動発達において，どんな差があるかご存知ですか？

母親 いいえ，聞いたことはありません．

医師 これは一般の方にはあまり知られていないことなのですが，完全母乳栄養児の発育は人工乳の赤ちゃんに比べると，緩やかであることがわかっています．また，九州地方と同緯度にあるイスラエルの研究によると，冬生まれと夏生まれに分けて赤ちゃんがはいはいしはじめる時期を調べたら，冬生まれのほうが約5週間早いことがわかったのです．冬生まれの赤ちゃんは，はいはいしはじめる時期が暖かい夏になるのに対し，夏生まれの赤ちゃんは逆に冬になるわけです❹．もうおわかりだと思いますが，はいはいしはじめる時期が暖かく，薄着になるため，運動発達が早くなるのです．もちろん，これは個人差がありますので一概には言えませんが，お兄ちゃんとこの赤ちゃんについて，上記の傾向は当てはまりませんでしょうか？❺

母親 確かにそうですね．兄は12月生まれで，母乳だけでしたので，いまから思えば多少スマートでした．暑い夏の頃（7か月頃）には，オムツだけはいて，はいはいもしていました．弟は5月生まれで，9月からは完全に人工乳にし，体だけは大きく，2月頃からやっとはいはいするようになりましたが，10か月になったいまもつかまり立ちの気配はありません．冬生まれ＋母乳の兄と，夏生まれ＋人工乳の弟の体重と運動発達の違いが

あることがわかりました．

伝え方の具体例（子ども）
10か月の赤ちゃんなので本人に説明しようはないが，診察に際して下記のように語りかけるとよい．
「○○ちゃん，大きくなったね！ これから少しずつ暖かくなるから，お兄ちゃんに負けないように頑張ろうね！」，○○ちゃん，にっこり！「あ〜，笑った！ 大丈夫だよね〜」

解説
❶表現の工夫：最初の質問
最初は，保護者にどうしてそう思ったのかを話してもらうことにより，どの部分が保護者にとって一番気がかりかを把握することができる．主訴を十分に理解しないで説明をすると，手間がかかるばかりではなく，満足できる回答を保護者に示すことはできない．

❷話し方の工夫：兄の話に言及
本人の話の前に兄がきわめて順調であることを確認する．これも保護者自身に語ってもらうことで，保護者の緊張が解ける．

❸表現の工夫：いろいろな身体発育・運動発達
赤ちゃんの発育や発達には個人差が大きく，単に大きい・小さい，早い・遅いだけで，比べないほうがよい点を強調する．

❹視点の転換：栄養法，誕生月による成長発達の違い
一般的にあまり知られていることではないが，栄養法や誕生月により，わずかではあるが成長や発達に差があることも，話題提供としてお知らせするのもよいと思う．この際，母乳栄養児と人工栄養児の発育曲線[1]を資料として準備しておくとよい．誕生季節による発達の違い[2]も同様に資料として準備しておくとよい．

❺伝えたい意図
自らの経験を振り返り，似たような経験があったことを思い出すことによって，医師の説明をより納得して理解することができる．

文献

1) Tanaka H, et al：Growth of Japanese breastfed infants compared to national references and World Health Organization growth standards. Acta Paediatrica 102(7)：739–743, 2013.
2) Atun-Einy O, et al：Babies born in the winter start crawling earlier than those born in the summer. Communications and Media Relations. University of Haifa, 2014.

（岡空輝夫）

COLUMN 8

伝わらない言葉とその置き換え（医学用語）

　必ずしも不適切ということはないが，できれば使わないほうが上手に説明できる可能性がある言葉と，その置き換えの一例を示す．
　「鑑別診断」→「考えられる他の病気」
　「培養検査」→「ばい菌を増やしてどんな種類の菌がいるか調べる検査」
　「感受性がある（細菌検査）」→「どの抗菌薬が効くかを調べたところ，この抗菌薬に効果があることがわかりました」
　「感受性がある（ウイルス性疾患）」→「免疫がないので，かかる危険性がある」
　このように同じ言葉を別の意味で使う場合があるので，一度理解したと患者側が思っていても二度目も理解できるとは限らない．
　「腸雑音」→「腸が動く時に，腸の中の空気が動く音」(超雑音？と間違われる)
　「水痘」→「水ぼうそう」(水筒？と間違われる)
　「ムンプス」→「おたふくかぜ」
　「麻疹」→「はしか」(マシン？ 機械？と間違われる)

（崎山　弘）

乳幼児健診

乳児健診の際に伝える，自宅でできる傷害予防の話

症例の背景

　10か月の男児．乳児健診を行ったところ，診察所見に異常は認めなかった．つかまり立ちなどの粗大運動，指でものをつまむなどの微細運動など，発達にも異常を認めなかった．パラシュート反射も問題なく認められた．予防接種は予定どおり実施されており，離乳食も順調に進んでいる．育児に熱心に取り組んでいる家庭である．

　診察終了後の母親との雑談のなかで，はいはいがスムーズにできるようになって行動範囲が広くなり，その成長が嬉しい反面，見えないところにすぐに移動してしまう，なんでも口に入れようとしてヒヤヒヤすると心配する話が聞かれた．事実このように母親が話をしている間にも，診察室内に置いてある玩具に手を伸ばし，口に入れようとしていた．

説明の要点

- 保護者が子どもの安全に対する不安を訴える時，また実際に子どもが怪我をした時などが，具体的な傷害予防に関する話をするよい機会である．
- 具体的に何をどのようにするとよいかを説明することで，保護者が行動を起こしやすくなる．

使ってはいけない表現

- 「子どもが怪我をしないよう，注意してしっかりと見ていてください」

➡「注意する」「しっかり見る」というのは，決して簡単にできることではない．保護者が注意しなくてもよいというわけでは決してないが，特に育児に熱心な家庭では，普段から子どもが怪我をしないように注意をしているものである．ただどれだけ注意して見ていても，目が離れる時間はできてしまい，そんな時に限って怪我をしてしまうのである．

また，「しっかり」という言葉は具体性に欠け，言われた親は何をすればよいかわからない．たとえば「小銭を不用意にテーブルの上に置かない」などとできるだけ具体例を示しながら説明するとよい．「注意してしっかりと見る」というのは，まさに「言うは易く行うは難し」である．

伝え方の具体例（保護者）

（乳児健診の結果の伝え方については **p108** 参照）

　いろんなことができるようになっていく様子は，親として嬉しい反面，行動範囲が広くなり，親のいないところで危ないことをしていないか心配になるのは当然のことです❶．一般に親が注意して子どもの行動を見張ることで怪我を防ぐようにいわれることがありますが，すでに普段からしっかりと育児をしている方にはなかなか効果が期待できるものではありません❷．これからどんどんと行動範囲が広くなり，できることも増えていきますので，なおさら24時間常時見張っていることは困難になるでしょう．ご両親が注意すべきは，子どもの行動を見張ることだけではなく，むしろ見張っていなくても大丈夫な環境を整えることにあります❸．

例1

　いま拝見していると，もうすでにいろんな物を口に入れるようになっています．これは発達の過程にある子どもたちみんながすることであり，正常な行動です．したがって，口に物を入れる行動を制限することは困難です❹．しかし同時に，口に入れた異物を気管（空気の通り道）に吸い込んでしまい，命を落とすような問題に発展する危険

性があります❺．危険な異物，特にボタン電池を飲み込んでしまい，食道（食事の通り道）に詰まってしまった結果，放電した電池の影響を受けて食道に穴が開き，口から食べられなくなることも起こりえます❺．

そこで口に物を入れてしまう子どもの特性を大事にしつつ，大きな問題に発展しない工夫を考える必要があり，それを実現するために環境を整える必要があります❸．具体的には3歳の赤ちゃんの口の中のサイズを計測して作られている誤嚥チェッカーという物がありますが，トイレットペーパーの芯が比較的似たサイズです❻．各自治体からもらう母子手帳に，簡易版の誤嚥チェッカーがついていることがありますので，確認してみてください．この中に隠れるものは，子どもが誤飲・誤嚥を起こしうるので，子どもの手の届かないところに保管する必要があります．

具体的には1m以上の高さの棚の上や，子どもが簡単に開けることができないように，ロックがかかる市販の製品が取り付けられた引き出しの中などに収納します❻．このように置き場所に注意を払うことで，コントロールが難しい子どもの行動を必死になって見張らなくても，より効果的に生命に関わるような怪我を防ぐことが可能となります❸．

これはいつまでも続くものではなく，一般的に子どもは小学校に上がる頃には十分分別がつき，家庭内での大きな怪我は減ってきます❼．それまで子どもの大きな怪我を防ぐのは，私たち大人の役割です❽．お父さん，お母さんが安心して子育てができるよう，できる限り安全な環境を整える工夫をしてみましょう．

例2

もう数か月もすれば子どもは家の中を歩き回るようになります．家の中で子どもが歩き回ることや歩いて転ぶことは，いくら注意して見ていても防ぐことはできません❹．そして家の中で転んだ結果，おでこをテーブルの角にぶつけて切ってしまい，病院に来られる方が多くおられます❺．しかしたとえば，子どもがぶつけやすい高さにある椅子や机の角を柔らかいタオルやスポンジで保護しておくと，ご両親が

目を離した瞬間に転んでおでこを机の角にぶつけても大きな怪我になることを防ぐことができます❻．

　このように子どもを絶えず見張っていなくても大丈夫なように環境を整えることで，より効果的に大きな怪我を防ぐことが可能になります❼．子どもの顔に一生残るような傷を作らないよう，私たちができることをしていきましょう❽．

解説

❶表現の工夫

　気持ちを打ち明けてくれた保護者の不安を批判的にならずにまず受け止める(肯定する)ことに留意する．そうすることで，こちらの伝えようと思うことを切り出しやすくなる．

❷伝えたい意図

　使ってはいけない表現にも記載したが，家庭内の子どもの怪我は，保護者の観察だけで防げるものではない．普段しっかりと育児に取り組んでいる保護者の気持ちに配慮しながら，さらなる工夫が必要であることを伝える．

❸伝えたい意図

　従来いわれている「注意して見張る」から，「見張らなくてもよい工夫をする」こと，そのように視点を変えるよう保護者に気づきを与える．保護者個人の努力ではなく，保護者がいなくても防ぐことができれば，より効果的に，子どもの重篤な怪我を防ぐことができるようになる．病気の予防と同じように，傷害の予防にも，あらかじめ構造的に傷害を発生させない「一次予防」(例1の説明)と，傷害が発生しても重篤な怪我にならないように工夫する「二次予防」(例2の説明)とがあることを知っておきたい．

❹伝えたい意図

　正常な行動であり，制御は困難であることを強調することで，保護者が過敏になったり，過度に子どもの行動を制限しようとして精神的な負担を感じることがないように配慮する．

❺表現の工夫

　実際にどのような問題が発生しうるかについて，より具体的に説明をす

ることで保護者が正しく危機感を持つことができるように工夫する．時間に余裕がある時には，筆者は自身が経験した重症例について具体的に紹介するようにしている．

❻表現の工夫

具体的に身の回りにあるものを例に出す，より具体的な方法を説明することで，保護者はイメージしやすくなる．

❼伝えたい意図

説明したような対応が必要になる期限の目安を提示することで，精神的な負担を過度に感じないようにする．

❽表現の工夫

できる限り「私たち」という言葉を入れ，かつ「子どもを護るためにともに行動を起こしましょう！」という気持ちを込めて保護者に語りかけることで，保護者が前向きに予防活動に取り組んでいけるように配慮する．

（井上信明）

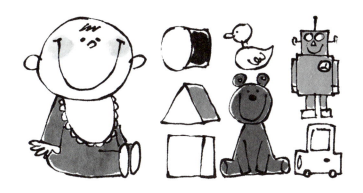

予防接種

「日本脳炎の予防接種って本当に必要ですか？」

症例の背景

5歳6か月の男児．MR二期接種の予約の際に他のワクチン接種歴を確認したところ，日本脳炎ワクチンをまだ一度も接種していなかった．母親に尋ねると，「日本脳炎の患者はほとんど発生していないと聞いたため，接種が必要かどうか疑問を持っている．日本脳炎の予防接種って，本当に必要ですか？」と聞かれた．

説明の要点

- いまでも日本脳炎ウイルスは身近に存在していること，いったん発症すると死亡率が高く後遺症を残す可能性も高い脳炎を防ぐためにはワクチン接種しかないことを伝えたい．
- 6か月以上，7歳半までは定期接種として接種できることを伝え，安心を得るためにはできるだけ早めに接種してもらえるように説明したい．

使ってはいけない表現

- 「ワクチンを受けないのは，子どもにとってよくないことです」

➡ 接種が不要だと思っている理由は，多くの場合，接種に反対するというより，正しい知識を持っていないからと考えられるため，頭ごなしに叱らない．

伝え方の具体例（保護者）

　蚊が媒介する病気はたくさんありますが，日本脳炎はワクチン接種で防げます．しかも定期接種なのでお金はかかりません*．ウイルスはブタの血液の中で増えるので，ブタの日本脳炎抗体保有率調査[1]）が行われていますが，昔もいまも西日本を中心に広い範囲で高い保有率が報告されています❶．このためいまでもヒトが感染する可能性はあると考えられており，数は少ないですが毎年，患者さんが出ています．この病気は罹っても症状が出ない不顕性感染ですむ人がたくさんいることもわかっていますが，運が悪いと脳炎になります．脳炎にならないためにはワクチン接種をして免疫をつけておく以外に手はありません．子どもを守るためには接種しておくのが安心です．

　また日本脳炎の予防接種は，最初の年に2回，翌年に1回接種が必要です．生後6か月から7歳半までは定期接種であり，いまならまだ無料で打てますので*，できるだけ早く始めましょう❷．ほかに受けていない兄弟，特に弟や妹はいませんか？❸ 希望されれば生後6か月から接種できますよ．

　接種をすると決めたら，子どもには事前に接種することを話してから来院してください．嫌がると思って告知しないまま連れて来るほうが，子どもはパニックになるんですよ．

伝え方の具体例（子ども）

　「蚊に刺されると怖い病気になることがあるので，ちょっと痛いけど頑張って注射しようね」「夏休みに外でたくさん遊べるように，頑張って打とうね」など，小さい子どもでも接種する理由を説明すると効果的である．

＊　多くの地域で無料だが，自治体によって異なるため確認が必要．

解説

❶表現の工夫
　すべてを口頭で説明するよりも，あらかじめブタの抗体保有率の図を用意しておくと効果的である．聴覚だけでなく視覚にも訴えることで，現状の理解に役立つ．危険は身近に潜んでいることを伝えたい．

❷表現の工夫
　定期接種として接種できる，というメリットを示すことで，早いうちに接種する気持ちを親に持たせる．

❸伝えたい意図
　兄弟にまで言及し，家族全体を支援している姿勢を示すことで，保護者からかかりつけ医としての信頼を得ることができる．

文献

1) 国立感染症研究所：国内のブタの日本脳炎抗体保有状況(地図情報)．http://www.nih.go.jp/niid/ja/je-m/2075-idsc/yosoku/sokuhou/6010-je-yosoku-rapid2015-15-map.html (最終アクセス 2017 年 2 月 28 日)

〈太田文夫〉

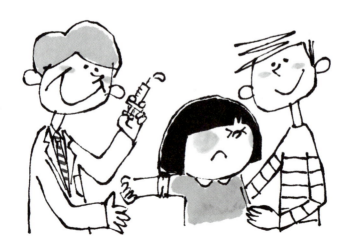

COLUMN 9

日本脳炎の流行と予防

　日本脳炎患者の年間報告数は，1992年以降は10名を超えておらず，身近に患者が出たと聞く機会はほとんどないだろう．しかし，2006年に熊本でワクチン未接種の3歳児の報告がされて以降，各地で小児患者が報告されている．具体的には，2009年に熊本(7歳)と高知(1歳)，2010年に山口(6歳)，2011年に沖縄(1歳)と福岡(10歳)，2013年に兵庫(5歳)，そして2015年には千葉で生後11か月児の報告がある．

　患者数は多くなくても，都道府県ごとに行われるブタの日本脳炎抗体保有率検査では抗体保有率が高値の地区が広い範囲に存在しており，小児患者も主に高値の地区から出ている．蚊に刺されなければ発症しない病気だが，まったく刺されずにいることは難しいため，ワクチン接種が最良の防御策となる．接種すればほぼ100％免疫がつくことがわかっており，不幸にして発症した子どもたちはワクチン接種がすんでいなかったと思われる．

　この状況を受けて2016年2月に日本小児科学会も，日本脳炎流行地域(海外では中国，東南アジアからインドまでの南東アジア地域)[1]に渡航・滞在する小児，最近日本脳炎患者が発生した地域やブタの日本脳炎抗体保有率が高い地域[2]に居住する小児に対して，生後6か月から日本脳炎ワクチンの接種を開始することを推奨するとコメントを出した．これを受け，千葉県をはじめ上記に該当する各地の小児科医が早期接種の勧奨を始めている．

文献

1) CDC：世界の日本脳炎流行地域地図．
　http://wwwnc.cdc.gov/travel/yellowbook/2016/infectious-diseases-related-to-travel/japanese-encephalitis#4640(最終アクセス2017年2月28日)
2) 国立感染症研究所：国内のブタの日本脳炎抗体保有状況(地図情報)．
　http://www.nih.go.jp/niid/ja/je-m/2075-idsc/yosoku/sokuhou/6010-je-yosoku-rapid2015-15-map.html(最終アクセス2017年2月28日)

〈太田文夫〉

予防接種

「任意の予防接種は
しなくていいんですよね？」

症例の背景

1歳3か月男児と2か月女児の兄妹が来院．兄はヒブ・肺炎球菌の追加，水痘1回目まで定期接種はすべて終了している．妹についてはヒブ・肺炎球菌，B型肝炎の接種は希望されている．兄のおたふくかぜワクチンと妹のロタウイルスワクチンについて「任意の予防接種はしなくていいんですよね？」と聞かれた．

説明の要点

- ワクチン接種に対し消極的である理由を受け止める．
- ロタウイルスワクチンについては，接種時期が限定されていることを明確に伝える．

使ってはいけない表現

- 「任意接種は読んで字のごとく『任意』です」

➡任意とはいえ，そのワクチンについてよく理解したうえで接種しない選択をしているとは限らない．

- 「任意とはいっても，子どもにとって必要なものだから，受けさせなくちゃダメだよ！」

➡必要性は理解していても，経済的な問題などの理由で接種できない場合もあることを知っておきたい．

伝え方の具体例（保護者）

保護者 任意接種というのは，あくまでも任意だから受けなくてもよいということですね．

医師 任意接種のワクチンについてですね．何か疑問などがあるのですか？❶

保護者 赤ちゃんにはできるかぎりのことをしてあげたいと思いますが，任意接種のワクチンは（値段が）お高いので……．

医師 経済的なことですね．ロタウイルスワクチンは接種時期が限定されているので，今日は受付で費用について確認していただいて，可能なら早めに開始しましょう．来春から保育園に通う予定はありますか？ かかると少なくとも5日間登園できなくなるので，予防接種の費用と欠勤に伴う経済的損失を比較すると接種したほうがよいと思いませんか．

保護者 実は，任意接種に限ったことではなくて，予防接種を含め体にとって不自然なものはできるだけ入れたくないのです．できれば予診票が届いている定期接種もわが子には受けさせたくないと考えています．副作用も怖いですし．

医師 そうですか．一応，私の話も聞いてから結論を出していただけますか？❷ 予防接種（ワクチン）というのは，罹患すると個々に重篤な症状を呈する感染症や社会集団として大きな問題となる可能性の高い感染症について，その原因となる細菌やウイルスを弱毒化したり，病原体の一部を使って作ったものです．ワクチンを接種することで体は抗体という病原体と戦う物質を作って，本当の感染に備えることができます．副反応が心配ということですが，予防接種に伴う副反応は，本当に罹患した時に起こる合併症より頻度，重症度ともに低いのです❸．私の説明も踏まえてご両親でよく検討してみてくださいね❹．

解説

❶表現の工夫

「任意接種であることについて何か疑問などあるのですか？」という形

で，保護者が感じている不安や疑問を聞き出すことにより，的を絞った説明をすることが可能になる．ワクチン接種に消極的である場合，経済的に困難を抱えている，複数同時接種が怖い，ワクチンに対し懐疑的である，異物は排除したいという自然主義といった理由が考えられる．

経済的な理由である場合には，事前に必要金額を提示し，負担感なく準備できる期間を考慮して接種計画を立てることで解決することも可能である．たとえば「1日100円倹約したら，2〜3か月でおたふくかぜワクチンを接種できる」というように具体的に話してみると理解を得やすい．

理由を聞くことで，漠然と任意ワクチンの意義を語るよりも，保護者が心配する副反応やワクチンの効果について，たとえば「接種当日から翌日にかけて熱が出るかもしれない」というように具体的に情報を提供できる．

❷ 表現の意図

「一応，私の話も聞いてから結論を出していただけますか？」という表現をすることで，こちら側の意見を押し付けるものではないという態度を理解してもらえる．予防接種を忌避する人からすると，「受けるのが当たり前」の姿勢が見受けられる医師は，信頼されない恐れがある．

❸ 表現の工夫

実際に，厚生労働省や国立感染症研究所などの公的なホームページの画面などを示しながら説明すると，こちらの言葉に信頼性を感じてもらえる．

❹ 表現の意図

「ご両親でよく検討してみてください」という表現には2つの意味がある．1つは，母親1人の責任ではなく，保護者として2人で考えてもらうということである．診察室で語られることがすべて母親の考えに基づくとは限らず，家庭内の意思の統一が図られていない場合に「迷い」として表現されることがあるからである．

もう1つは，結論をこの場で求めず先送りすることにより，落ち着いて，よいこと・悪いことを検討することが可能になる．多くの場合，人は結論を迫られるとリスクを避ける傾向にある．ワンクッション置くことで，接種を受ける可能性が高くなる．

文献

1) 須磨崎亮：B型肝炎ワクチンの定期接種導入をめぐる話題（2015年10月14日）．
http://www.nih.go.jp/niid/images/idsc/kikikanri/H27/14-10.pdf（最終アクセス2016年12月1日）

〈川上一恵〉

COLUMN 10

伝わらない言葉とその置き換え（曖昧な表現）

必ずしも不適切ということはないが，できれば使わないほうが上手に説明できる可能性がある言葉と，その置き換えの一例を示す．

「効かない」→「効果が期待できそうにない」

「大丈夫です」→「いまのところ心配には及ばないようです」

「様子をみましょう」→「38℃以上の発熱があったらもう一度受診してください」「1歳児健診で再度確認します」などのように，いつまで様子をみてよいのか，あるいはどのようになったら様子をみることを終わりにするのかが明確になるように説明する．

「水分摂取を心がけてください」→「15分に15 mL程度を目安として水かお茶を飲ませてください」などと，何をいつ，どのようにするのか，より具体的に伝えるように努力する．

「ぐったりしたら」→「起きているにもかかわらず，目がうつろな状態が10分以上続くようなら」「いまから6時間以上経過しても，まだ吐いて水分を受け付けないようなら」などのように，その病状に合わせて医師が想定する「ぐったり」した状態をより具体的に示す．特に数字を使って表現するとわかりやすい．

「肺炎のなりかけ」「アトピーのなりかけ」「中耳炎のなりかけ」→保護者からすると「このまま放っておくと肺炎になります」と聞こえる根拠の乏しい単なる脅し文句であり，医師からすると診断する自信のなさが表れている．「いまの段階では肺炎ではありません，今後悪くならないかどうかを注意深く拝見させていただくために，明日また受診してください」などのように，現状を評価した結果と今後の方針に分けて伝える表現が好ましい．

〈崎山　弘〉

予防接種

「薬を飲んでいても予防接種はできますか？」

症例の背景

　1歳3か月の女児．1歳の誕生日に母親が職場復帰し，同日から保育園に通うことになった．入園早々から咳や鼻汁が出るようになり，発熱も3か月の間にすでに5回．さらに中耳炎にもなり耳鼻科通院中で，薬の内服も止められない状態となっている．当院へは咳が続くことの対応を相談したくて初めて受診．母子手帳で確認したところ，1歳になって接種可能となったワクチンが全く未接種だと判明．未接種の理由を聞いたところ，「ワクチンは打ちたいが，薬を内服している間は接種できないと思って焦っている」と話した．

説明の要点

- 服薬していても予防接種は可能であること，むしろ内服中のほうが体調が安定しており，接種しやすい場合も多いことを伝えたい．
- 初めての集団生活が始まったり，兄姉がいると，感染源が身近にいるために年齢が低くても体調不良になることが多いことを伝える．
- 保護者1人で判断せずに，気軽に医師に相談してほしいことを伝える．

使ってはいけない表現

- 「体調が少しぐらい悪くても，1歳になったらすぐに接種しておくべきでしたね」

➡ 保護者も児の体調不良について悩んでいるはずなので，追い打ちをかけるように接種していないことを責めてはいけない．悩みを理解してもらえなかったという気持ちから，医療者の意見を聞いてもらえなくなる．

伝え方の具体例（保護者）

　ワクチンは病気から体を守るために作られたものなので，接種できる月齢や年齢になったらできるだけ早くすませておくと安心です．37.5℃以上の発熱の時や，とても体調が悪い時を除けば，接種はできます．お薬を飲んでいるとダメなのではありません．お子さんのように保育園に入って1年目は，周囲の子どもたちと頻繁にかぜをうつしあうため，入園までとは違って咳や鼻水が出続けたり，中耳炎を繰り返したり，いつも何か薬を飲んでいないと体調がよくないということが起こりがちです❶．そういう場合には，少しでも体調がよければそのチャンスを逃さず積極的にワクチンを打つしかありません．薬を飲んでいて体調が安定しているなら，むしろその時が接種のチャンスです．接種できるかどうかは接種当日に診察をして決めますので，お母さんだけで無理だとあきらめないで相談してください❷．

　ワクチンの接種は必ず事前に電話で予約して，接種する日とどのワクチンを打つかを相談しておきましょう．1本ずつの接種だと必要なワクチンの接種完了時期がさらに遅れてしまいます．同時接種をして早く終わらせて安心しませんか❸．接種前にワクチンで防げる病気に罹ってしまったら，後悔することになる場合もあります．ただし，接種予定の前日に発熱していたり，当日来院前に発熱しているのに気づいた時は，来る前に電話で相談してください．

　また，接種後に接種部位が腫れたり発熱などの副反応は一定頻度で起こります．万が一，38℃以上の発熱が続いたり，様子がおかしい時には受診してください．体調が悪くなければ，接種の当日はお風呂に入ってかまいませんよ❹．さあ，お母さん（お父さん）も一緒に子

もに「頑張れ！」って励ましてくださいね．

伝え方の具体例(子ども)
お母さん(お父さん)も応援してくれているから，頑張ろうね！

解説
❶表現の工夫
　内服とワクチンの是非について説明する前に，まずこの子どもの状況，内服を強いられている現状について保護者に理解してもらうことにより，その後の説明が受け入れられやすくなる．家族構成や集団生活の有無，今後集団生活に入る予定があるかどうかなどの情報をあらかじめ乳児健診で受診した際などに聴取しておくとよい．

❷表現の意図
　接種の可否は，保護者だけで行うのではなく医師の判断が大切なことを伝えたい．このように医学的な判断に迷うことがあれば気軽に相談してほしい，と伝えたい．

❸伝え方の工夫
　接種方法には同時接種と単独接種とあるが，生後2か月からのスタート時にはほとんどの人が同時接種を経験している(2015年に行われたVPDの会*の調査では90.4％)．1歳時にも多くのワクチンの接種が必要なので乳児期と同じ接種方法がよい．集団生活に入ると感染リスクはより高まる．遅れているからこそ，効率的な方法を勧める．

❹表現の意図
　接種前に，当日打つワクチンの確認をしながら，発熱など起こりやすい副反応の頻度の解説や，接種後の注意点などへの対応もしておくとよい．起こりうることを事前に伝えておくことで，保護者が慌てずに対応でき，その後のワクチン接種に対する意欲の低下を防ぐことにもなる．

〔太田文夫〕

＊　NPO法人「VPDを知って，子どもを守ろうの会」http://www.know-vpd.jp/

学校検診

「この子は太りすぎですか？」

症例の背景

4歳の男児．102 cm，22.5 kg．かぜ症状で外来に来た際，「この子は太りすぎですか？」と母親に尋ねられた．診察の結果は軽いかぜ症状以外，特に問題はみられなかった．

（ここでは4歳の設定としたが，小学校中学年くらいまでは本項の内容が応用できる）

説明の要点

- 多くの小児期の肥満には，減量は不要なことを伝える．
- 小さな努力で体重増加率をより小さくできることを指導する．
- 長く続けたい生活内での工夫は，すぐには伝えない（できれば，保護者に提案してもらう）．

使ってはいけない表現

- 「お家の食事，生活習慣が悪いことが肥満の原因です」

➡ 肥満が養育環境に関係していることは少なくないが，育て方・環境が悪いから肥満が生じているという印象を与えないようにしよう．事実であっても，患者の前では使わないほうがよい表現である．

伝え方の具体例（保護者）

医師 ほかに何か気になることはありますか？

母親 そういえばこの子，何回か肥満と言われてるのですけど……．

医師 いつ頃，どこで，肥満と指摘されましたか？❶

母親 3歳児健診の時に肥満を指摘されましたが，小さい頃の肥満は治さなくてよいとも言われたので，それほど気にはしていませんでした．ただ最近，だんだん肥満の程度が強くなっているようで，周囲の人にも言われるようになってきて……．

医師 そうなんですね．それではまず，いままでの身長・体重の記録を成長曲線に付けてみましょう❷．1～2歳までは，どの子もぽっちゃりしています．この子も 図1 を見ると，1～2歳

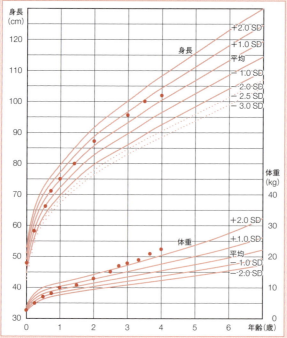

図1 単純性肥満例（男子）
横断的標準身長・体重曲線（0～6歳），男子（SD表示）（2000年度乳幼児身体発育調査・学校保健統計調査）
（加藤則子，他．Clin Pediatr Endocrinol 25：71-76, 2016. © JSPE を一部改変したものにプロット）

はそんなに他の子と変わりはないですね．2歳くらいから徐々に体重が増えているのはお母さんの感じているとおりですが，どんなことが体重に影響していると思いますか？❸

母親 テレビを見たり，テレビゲームばかりしているので．おやつの量が多いことも気になります．体重がこんなにどんどん増えているのにはびっくりしました．

医師 確かにここ1年以上，体重が前より増えているようですね．子どもですので体重を減らす必要はありませんが，体重の増え方が大きくなりすぎないように何か工夫できることはありますか？お母さん，お父さんはどう考えていますか？❹

解説

❶表現の工夫：最初の質問

　肥満について，保護者はそんなに気にしていないこともある．肥満に対して意識を持っている程度は様々なので，はじめは親の意識や不安に探りを入れるような聞き方からスタートするのが無難である．

❷表現の工夫：成長曲線を確認すること

　確かに1〜2歳までは極端な肥満でなければ，すぐには心配しなくていいといわれている．図2は母乳が出過ぎて乳児から肥満が始まっている例である．こうしたことは例外で，通常1〜2歳以降は生まれた時のぽっちゃり体型がだんだんとれていく時期である．

　肥満に関しては，身長・体重の両方を評価する．そのバランスをみることが大切である．病的でない肥満では，身長も同様に成長している．身長増加を伴わない肥満は，その傾向が軽いようにみえても要注意である．図3は副腎皮質ステロイド内服を伴う肥満傾向である．「肥満が目立ってきている」という母親の訴えだったが，むしろ背の伸びが悪いのが目立つ．図1は身長も伸びているので，それほど心配しなくていい肥満である．

❸キーになる表現：「どんなことが体重に影響（関係）していると思いますか？」

　「何が悪いと思いますか？」と聞くよりも，こうした表現のほうが柔らかいものになる．また，ここでは意識して「体重増加」を「体重」に変えてい

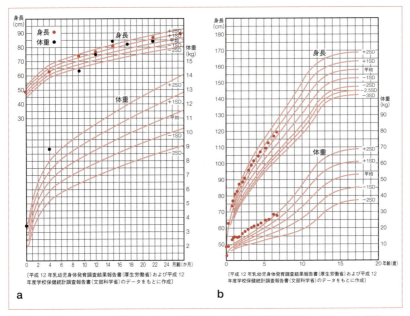

図2 母乳過多による肥満例(a)と母乳過多により乳児期肥満のみられた例(b：aの長期経過)(女子)
(長谷川行洋：はじめて学ぶ小児内分泌. p37, 診断と治療社, 2011より一部改変)

る．こうした細かいことは，常に気をつけたいことの1つである．

❹伝えたい意図：指導のポイント

　小児の肥満を改善するポイントはいくつかある．最も気をつけるのは，体重を減らすのではなく，増え方の傾きを少なめに変える程度を目標にする穏やかな指導方法をとることである．

　また，できれば，そうなる工夫を保護者にまず考えさせてみたい．最後の「お母さん，お父さんはどう考えていますか？」という質問は，何か1つでも，家族で工夫できそうなことを探すためのものである．家族を巻き込んで工夫することが，成功する大きなポイントである．簡単にできることを考えさせたほうが長続きする．もし，こちらから提案する場合は，家族の様子を聞きながら，できる可能性が高いものを1つだけ挙げるようにしたい．

　一般的に取り組みやすいのは，①家族で週末に外遊びを楽しむ，②食事

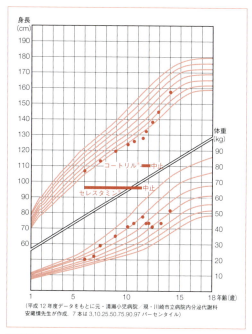

図3 医原性 Cushing 症候群例（男子）
（長谷川行洋：はじめて学ぶ小児内分泌．p41，診断と治療社，2011 より一部改変）

の時間を決める，③家族全員でテレビを見る時間帯を決める（子ども・親それぞれの視聴時間を決める），④おやつは決まった量を出す（お菓子を袋ごと置いておくのではなく，皿に一定量のお菓子を入れる），⑤家族全体でおかずを一皿に盛るのではなく各自の分を盛る，⑥子どもが食べたがらない野菜を食べやすい形でテーブルに載せる，⑦家族全員で食事の初めに野菜類を食べる意識をする，などであろうか．

　ここで具体的に挙げたことのなかから，2～3 か月，1 つでもできそうなことを（できれば母親が気付いてくれたことを）「うまく工夫が始まりましたね」と褒めながら，確認してみてほしい．

■ 専門医へ紹介するポイント

　肥満があるにもかかわらず身長が伸びていない時，発達の遅れを伴う時，肥満以外の生活・医療上の問題がある時などは，基礎疾患が隠れてい

る可能性がある．こうした時は専門医に紹介してほしい．また，家族環境が複雑な時は，肥満に対してチーム医療(看護師の協力，栄養相談，ソーシャルワーカー・心理士の協力)が重要であり，こうしたことが可能な施設へ紹介してほしい．

■ **ゆとりがある時の表現：「長いお付き合いが必要です」**

　肥満傾向は決してすぐには解決しない．生活の中でちょっとした工夫を身につけられるように，保護者と相談したいものである．長く付き合えるように，医療者が保護者とよい関係を保つことも診療の基本である．

〈長谷川行洋〉

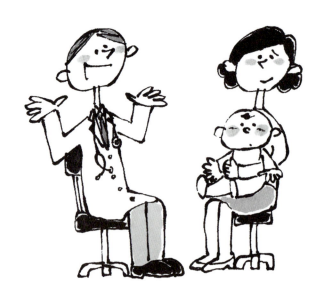

学校検診

「学校検尿で血尿が出ました！」

症例の背景

生来健康な小学校1年生の男児．初めて受けた学校検尿の一次検査で血尿を指摘されたため，びっくりしてかかりつけのクリニックを受診した．予防接種や感冒でクリニックに受診したことがあるが，この半年はかぜもひいていない．見た目でわかる肉眼的な血尿はいままで経験していない．むくみはなく，顔色良好である．来院時に血圧を測定したが，高血圧は認めなかった．

説明の要点

- 学校検尿はスクリーニング検査であり，検査で引っかかったこと＝病気，ではないことを伝える．
- 血尿の原因は様々であり，血尿の程度や蛋白尿の有無，血液検査などについて検査を進めていく．必要に応じて小児腎臓の専門の病院に紹介し，超音波検査など専門の検査を行うことを伝える．

使ってはいけない表現

- 「腎臓の病気が疑われるので体育は見学してください」

➡ スクリーニングの一次検査で異常を指摘されたが他に症状を伴わないのであれば，運動を制限することに根拠がないだけでなく，家族の心配を増強させるだけである．諸検査の結果，制限が必要になることもありうる

が，血尿だけで運動・食事などを制限することは勧めない．

> **伝え方の具体例（保護者）**
>
> 尿は腎臓で作られて膀胱に溜められます．この途中（尿路）で炎症など何らかの理由により血液が漏れると，尿検査で血尿としてわかります．尿1Lに血液1mLも漏れれば真っ赤に見えますが，学校検尿で発見される血尿はもっと少ないことが多く❶，検査法としては昔，理科の実験で使ったリトマス試験紙のようなテープで判断する簡易法（尿潜血）と，顕微鏡で赤血球を確認する検鏡法（尿中赤血球沈渣）があります．一次検査では尿潜血を確認し，潜血反応が基準値（自治体によって異なるが，±もしくは＋以上）を超える場合，二次検査で顕微鏡による検査を追加します．
>
> つまり，治療しなくてはいけない病気を見逃さないために，簡易法で可能性の低い人まで引っかけて，次の段階の細かい検査をするようにしています．小学生の1〜2%，中学生で2〜4%が一次検査で検査異常と判断されます．しかし，二次検査での検査異常はその1/3〜1/4まで減少し，血液検査などの精密検査まで行うのは，小学生で0.27%，中学生で0.36%[1]とごく一部です❷．中学生で血尿異常が増えるのは，女児では月経血が混入することも考えられています．
>
> 血尿の原因は，体質，糸球体腎炎，結石，腫瘍など多岐にわたります．大人では腫瘍の頻度が高いため，血尿が判明すると悪性腫瘍の有無を確認する諸検査を行いますが，子どもでは上記のように正常（体質も含め）にもかかわらず検査異常と判断される頻度が高いこと，糸球体腎炎が多いことから，血尿の程度と尿蛋白の有無などを評価しながら原因検索を進めます．量の多い尿蛋白を伴っている場合や血液検査で腎機能の異常を伴う場合には治療を要するため，入院のうえ腎生検（腎臓の一部に針を刺して組織を採る）で腎炎の種類と程度を診断し，治療を開始します❸．
>
> 突然の血尿で驚かれたと思いますが，まずは正しく診断することが大切です．一方，軽い腎炎の場合には自然とよくなってしまうことがあることも知られています．そのため治療が必要と思われる子どもに

限定して詳しい検査を行い，軽度の血尿だけでは経過をみるだけで最終診断に至らないことがあります．

　熱が出た時などに，真っ赤あるいは真っ黒な尿が出ることがあります．色調が血尿の原因を探る手がかりになることもあるので，写真に撮って見せてください❹．顕微鏡の検査で血尿の程度が強い場合，赤血球の形で出血の大まかな場所を推測することができます．また，腹部超音波は結石や腫瘍の評価が有用です．

　稀に，蛋白尿がなくても，血液検査で異常（低補体血症，自己抗体）を認める場合には，全身の病気である膠原病を確認する検査が必要です．

　また，潜血反応だけ陽性で尿沈渣では赤血球を認めない場合には，赤血球が血液の中で壊れた時や，運動などで筋肉が壊れていたことが考えられます．

伝え方の具体例（子ども）

　おしっこを検査すると血液が混じっているので，心配のいらない体質なのか治療が必要な病気なのか，しっかり検査しましょう．

解説
❶表現の工夫
　血尿といっても，実際にはごく少量の血液の漏出であることを「尿1Lに血液1 mL」とイメージをつかみやすい形で説明し，貧血をきたすほどのものでないことの理解に役立てる．
❷伝えたい意図
　治療対象となる疾患群の数〜十倍もの子どもたちが，精査のためにスクリーニングによって振り分けられていること，精査への入り口であることがわかるように説明する．
❸表現の工夫
　今後の検査の進め方を具体的に説明し，予想される結果とその対応を説明することで，家族は先の見通しが理解でき，安心できる．

❹伝えたい意図

今後，予期される肉眼的血尿（➡ COLUMN 11，p143）をあらかじめ伝えておくことで，肉眼的血尿が出た時の家族の驚きを軽減するとともに，対応を伝える．血尿の程度が少ない場合には伝えないこともある．

文献

1) 日本小児腎臓病学会（編）：Q17 学校検尿は何のために行っていますか．また，どのような異常がみつかりますか？　日本小児腎臓病学会（編）：小児の検尿マニュアル―学校検尿・3 歳児検尿にかかわるすべての人のために．pp43-45, 診断と治療社，2015.〈学会が作成したマニュアル．検尿異常の頻度や最終診断について記載されている〉

2) 日本小児腎臓病学会（編）：Q28 学校検尿において血尿単独で異常があった場合，どのような疾患がありますか？　日本小児腎臓病学会（編）：小児の検尿マニュアル―学校検尿・3 歳児検尿にかかわるすべての人のために．pp72-74, 診断と治療社，2015.〈検尿異常について学会が作成したマニュアル〉

（幡谷浩史）

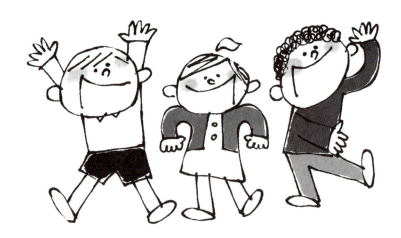

COLUMN 11

血尿への対応，尿の色から推定できる疾患

●**管理方法**

高血圧，腎機能障害を伴わない場合，日常生活は通常どおりでかまわない．血尿だけの場合，1年間は3か月ごと，その後は年1～2回の尿検査により増悪がないか確認する．

●**専門医へ紹介するポイント**

肉眼的血尿，蛋白尿（安静時尿で尿蛋白/クレアチニン比 0.15 未満が正常）出現，低補体血症，高血圧，腎機能障害，腎不全の家族歴などがある場合には，超音波や腎生検などの精密検査が必要であり，小児腎臓病専門施設への相談や紹介が必要である．

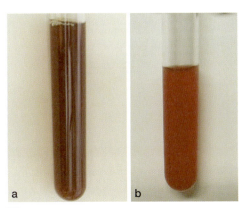

図　肉眼的血尿

a：糸球体性血尿．コーラ様とも茶褐色とも表現する．赤血球円柱を認めることがあり，赤血球の変形が多い．急性糸球体腎炎，IgA 腎症，Alport 症候群，基底膜菲薄化症候群などで認められる．

b：非糸球体性血尿．トマトジュース様であり，鮮紅色である．赤血球円柱は認めず，赤血球の変形はほとんど認めない．結石などの泌尿器科疾患や出血性膀胱炎，腫瘍などで認められる．

（幡谷浩史）

学校検診

「お腹を痛がり，不登校傾向です」

症例の背景

学業成績がよく，クラスでは学級委員も務める小学校5年生の女児，Cさん．父親は公務員，母親は専業主婦．両親と弟と官舎で4人暮らし．お腹が痛くなる，痛くなるのが心配ということでクラスに行けなくなる（保健室登校）．しばしば泣くようにもなり，不登校傾向．養護教諭と相談して，「どうしたらよいでしょう？」と母親と受診した．

説明の要点

- わが子を強く賢く育てたいという親の願いと，親の期待に応えたい子どもの頑張りを尊重し，「否定しない」ことが大切である．
- そのうえで，頑張りすぎはよくないことと，困った時は「つらい」「助けて」と子どもがいえる（大人が聴ける）環境の整備が重要である．
- 子どもも大人も，みんなが安心できる指導・助言・会話に心がけ，うまくいきそうな時こそ，じっくりとフォローするとよい．

使ってはいけない表現

- **(保護者に)**「厳しく育てるから，こうなったのですよ」
→ これまでの親子関係をすべて否定するような言い方は厳禁．
- **(子どもに)**「もっと，しっかりしなさい」「それくらい，我慢しなさい」「腹痛も軽くてよくなったから，もう来なくていいよ」

➡ これまで頑張ってきた結果，不調をきたしているのだから，これ以上我慢させるような声かけはしない．また，身体症状がよくなればもう来なくていい，とこちらから関係を拒絶するような表現は慎みたい．

伝え方の具体例

医師 こんにちは．よく来たね〜❶．今日は，どうしましたか？
女児 こんにちは．私，授業中にお腹が痛くなるんです❷．
医師 そうなんだ．どこが痛いのかな．
女児 このあたりです．

　問診・診察を行う．この時点で器質的疾患は考えにくい．

医師 そうか，つらかっただろうね❸．お腹が痛い時は，授業中でも先生に「痛いです．つらいです」って，言ってもいいんだよ．もしかしたら，Cさんは我慢しちゃったのかな？
女児 え！「痛い」って言ってもいいんですか？ 授業中にトイレに行ってもいいんですか？
医師 「お腹が痛い」って正直に言ったほうが，先生も喜ぶよ．もちろんトイレに行ってもいいんだよ．恥ずかしいことじゃないから大丈夫．だって痛い時はみんな同じだもん．おうちに帰った時も，痛かったことをお母さんに伝えるといいと思うよ❹．

　すると，Cさんがボロボロ泣き出した．

医師 お母さん，お忙しいのにCさんを連れてきてくださってありがとうございました．おかげさまで，なにかよくなりそうな気がします（笑）．Cさん，これできっとお腹が痛くなっても，みんなが助けてくれるから，だんだんよくなっていくと思うよ．今日はお腹がグルグル動かないようなお薬を出しておくから，おうちに帰ったら飲んでみてね❺．もっとよくなると思うよ．来週もう1回来て，様子を教えてね❻．

解説

　子どもには子どもの，家庭には家庭の個性や事情があるだろう．そのうえで親子ともども，不安でいっぱいのなか来院してくれた．まずは親子が

勇気を振り絞って来院したことをねぎらい，安心していただき，来てよかったなと思えるように心がけたい．

❶ ファーストコンタクト

いつも決まった挨拶であっても，子どもや保護者の信頼を得るために明るい挨拶は大切．

❷ 事前準備

養護教諭が事前に，診療目的と受診先の医師の人柄を本人と家族に伝えてくれていた．このような連携により，初診時に聴く側と話す側の心構えができていると，話も進みやすい．

❸ 伝えたい意図：受容

たとえ所見はなくても，つらかったことを受け止めることが重要である．

❹ 伝えたい意図：安心

つらい時，痛い時にどうするか明示しておくことが安心感を与える．

❺ 伝えたい意図

過敏性腸症候群を想定しての投薬ではあるが，薬を飲むという行為により治療の主体性が本人にあることを伝える．

❻ 伝えたい意図：フォローアップ

一見，よくなりそうでも終わりにせず，再診を通じ経過観察し，随時学校へ報告する．医師と学校双方から同時に，母娘の頑張りを褒め讃えることにより，親子は安心し，自信を持つことができるようになる．

＊

子どものSOS(心身のヘルプ)を察した時，大人たちは迅速に(連携協力しながら)情報収集し，より早期に子どもたちの肩の荷を降ろすことが大切である．そのためにはクリニックだけでなく，学校，すなわち養護教諭や担任・管理職と気軽に相談できる体制を整えておく必要がある．また，お腹が痛くなる理由やその心理的原因などを過去にさかのぼって追究することはあまり有意義ではない．過去の痛みを精査するより，子どもを信じ，明日の痛みをどうするかを皆で共有し，学校・家庭・地域で温かく包み込むように見守りたい．

（岩田祥吾）

成長・発達の問題

「なかなか身長が伸びません」

症例の背景
10歳の男児．診療を終えようとして，母親に「ほかに何か気になることはありますか？」と尋ねたところ，「そういえばこの子，なかなか身長が伸びないんです……」と不安そうな口調で訴えてきた．

説明の要点

- 小ぶりでもその子のペースで伸びていることを説明する．伸びが悪くない時は心配ないことを伝える．
- 背が大きい／小さいに関しては個人差が大きいことを説明する．
- 身長以外の発達面がより重要であることを伝えて，その子のよいところを1つでも褒める．

使ってはいけない表現

- 「背くらい，低くてもよいじゃないですか？」

➡ 一部の母親は，低身長のことを強く心配している．初めにこのような言い方をすると，その後，話してもらえなくなってしまうことがある．どこかのタイミングで，こうした表現が可能なこともあるが，初めにこうした表現をするのは避けたほうがよい．

伝え方の具体例(保護者)

　身長・体重の記録を見せてもらい成長曲線を書けば，子どもの成長に対してより正確な判断ができる．しかし，それまでの記録が手元にないことは日常診療では少なくないであろう．別のことで外来に来たついでに身長のことを聞かれた場合のやり取りを紹介する．

医師　どうして身長のことが気になっているのですか？❶

母親　うちは両親ともに小さいので，心配なんです．

医師　どのクラスでも，前から1〜2番目の子はいますよね❷．そういった子でも，その子なりに伸びていれば病的ではないんですよ❸．背の伸びはどうですか？　だんだんお友達に離されているようなことがないですか？

　この1〜2年の伸び方を聞いてみたところ，伸びは悪くなかった．

医師　そうであれば，検査をしたり，大きな病院にすぐに受診する必要はないですよ❹〜❻．

伝え方の具体例(子ども)

　まず「学校で好きな授業は何？」「どういう遊びが好きなの？」「普段はどんなことを頑張ろうと思っているの？」「お父さん，お母さんからは何をしなさいと言われるの？」といった質問から，「美術が好きなの」「サッカーが好き」「カードで遊ぶのが好き」「学校の宿題を早くするようにしている」「夜，早く寝なさいと言われる」などの雑談を始め，本題に近づいていく．

医師　学校で背のことを言われることある？

子ども　下の学年の子から，「ほんとに4年生？」って聞かれることがある．

医師　それは，どういうふうに感じているのかな？

子ども　嫌な感じ．

医師　そうなんだ．誰かに背のことでいじめられることある？

子ども　それはないと思う．

医師　1〜2年生の頃に比べて自分でできるようになったことって，

> ある？
> 子ども 学校の後に遊べる友達が増えたし，部屋の片づけができるようになった．
> 医師 すごいね．そういった何かに気がつけるようになること，できるようになることは子どもの時も，大人もとても大切．それが少しずつでも増えてきているのはとてもすごいね．すてきな話だね．背のような外見だけでなくて，中身も磨こうね❼．

解説

❶表現の工夫：最初の質問

どんなことでもまず「どうして？」「どんなところが？」のような聞き方からスタートするのが無難である．いきなり YES, NO で答えるような質問をこちらからするのではなく，なるべく相手にしゃべってもらうようにし，話をなるべく聞くようにすると，うまくいくことが多い．

❷伝えたい意図

おそらく，保護者からは「両親ともに小さいので心配」といった答えが多いはずである．でも，これはどうしようもないことなので，伸び方が悪くなければ病的ではないことを伝えてあげてほしい．

「クラスで一番前なので心配」といわれることも多いであろう．この時も，上記と同じような考え方ができる．ここ1～2年の伸び方を聞いて伸びが悪くないようであれば，すぐに検査の必要はないことを伝えてあげてほしい．家族性低身長の成長曲線例を図に示す．

❸表現の工夫：「その子なりの伸び方」

伸び方が悪くなければ，「どの幼稚園，小学校でもクラスで一番小さい子はいますよね．そうした子のほとんどは特別な病気はないんです．小さくてもその子なりの伸び方をしていれば，心配はいりません」と説明をしている．

❹専門医へ紹介するポイント

もちろん，万が一「だんだんお友達に離されているんです」などと言われ，伸びが悪い可能性があったり，身長以外にも気になる所見があれば，確認のために時間を作って成長曲線を書き，問題がありそうであれば専門

医に紹介する．

❺少しゆとりがある時の表現：「かわいいお子さん，すてきなお子さん」

「少し小柄ですが，表情が豊かでとてもかわいいお子さんですね」などと褒めることも時々している．その他，「身体は小柄ですが，きちんと挨拶ができるすてきなお子さんです」などと褒めて，外面的なことだけではなく，中身が大切であると伝えることもある．

❻気になる時は自分から積極的に声かけを

上記のような例以外にも，保護者は気にしていないようでも，こちらが年齢にしては小柄なことに気がついて積極的に声をかけることもある．そ

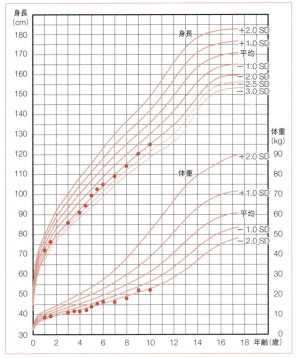

図 家族性低身長例（男子）
横断的標準身長・体重曲線（0〜18歳），男子（SD 表示）（2000 年度乳幼児身体発育調査・学校保健統計調査）
（加藤則子，他：Clin Pediatr Endocrinol 25：71-76, 2016. ⓒ JSPE を一部改変したものにプロット）

の際は，「お宅のお子さんは大きいほうですか，それとも小さいほうですか？」「健診などで身長・体重を計ってもらったことがありますか？」のような，当たり障りのない聞き方から始めている．そこから，「実は少し体格のことを心配していた」と聞き出せれば，上記に書いたことをそのまま利用できる．

　保護者が体格のことを全く心配していなければ，「では本日，身長・体重を測定させてください」といってみるとよい．

❼伝えたい意図：視点の転換を促し，内面の成長を確認する

　身長のことにばかりとらわれている場合，内面的なことに視点を向けさせることも重要である．聞いてみると，その他にも「朝，起きられるようになった」「宿題をするようになったら，国語の点数が伸びた」など，いろいろな話を引き出すことができるであろう．ちょっとした成長にも目を向けて，ともに喜び，少しでも本人の自尊感情を高められるようにしておきたい．親でも学校の先生でもなく，医師からの言葉として，心の成長に何らかのプラスの作用をもたらせればと考えている．

（長谷川行洋）

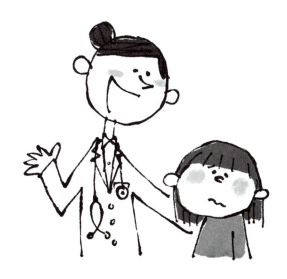

> 成長・発達の問題

「ADHDと診断されました．どうしたらよいですか？」

> 症例の背景

　小学校4年生の女児，Dさん．両親が離婚し母子家庭だが，近所に住む祖父母が協力している．保育園生活は，マイペースで一人遊びを楽しみ，友達との関わりも薄く，自己中心的な考えが強かった．行動面で同年代の児童より遅れがあり，母親から見ても同じ年齢で比較すると妹や弟よりできないことが多く，保育園ではいつも保育士に世話をされていた．

　小学校1年生になっても持ち物の整理や学習の仕度などができず，落ち着きがなかったため，学校の健康相談や行動観察，および特別支援教育専門チームの巡回相談を経て専門病院を受診，ADHDとして投薬を受けている．かかりつけ医として，学校・子ども・保護者と関わることになった．

> 説明の要点

- 学校と情報交換を行い，担任，養護教諭，校長など多くの人がDさんを支援して見守っていること，Dさんも学校で頑張っていることを保護者に伝え，育児に自信をもってよいことを伝える．
- できないことを強要するのではなく，できることを（特に視覚的に）相談し，一緒に行動する姿勢を示すことが大切である．

使ってはいけない表現

- **(保護者に)**「〜をさせないでください」「家での様子をもっと詳しく教えてくれないとわかりません」

➡ 頭ごなしに否定的な言葉かけは慎しむ．保護者を責めるような言い方も避ける．

- **(子どもに)**「〜をしちゃダメだよ」

➡ 子どもが萎縮してしまうので，否定するような言葉，命令するような言葉はかけない．

伝え方の具体例(保護者)

母親は仕事でなかなか来院できなかったため学校と連携し，母親了解のもと，担任と保護者間の連絡帳で情報収集をしてからDさんとの面談を数回行い，その後，母親との面談に臨んだ．

いつも連絡帳にたくさん書いてくださり，ありがとうございます❶．お母さんも大変ですね．今日もDさんは，しっかり挨拶してくれました．最初の頃に比べてたくさんお話ししてくれますから，Dさんの成長を感じます．お家でも，お母さんがたくさんお話ししてくれているのだろうな，と思っています❷．

Dさん，お薬のことも，しっかり数字まで紙に書いて教えてくれましたよ．絵も上手ですね❸．学校も丁寧に対応してくださっていますから，お互い力を合わせて，一緒に頑張りましょう！❹

伝え方の具体例(子ども)

医師 Dちゃん，よく来たね〜！❺
女児 昨日，弟とけんかしたよ．ひっかくから痛かったんだ〜．
医師 どれどれ見せてみて．うん，大丈夫．Dちゃんはひっかかなくて，えらかったね．あ，そういえば，お母さんと病院に行ったんだっけ．
女児 うん，この薬を飲んでるんだよ(紙にカプセルの絵とmgの数字を書く)．

「ADHDと診断されました．どうしたらよいですか？」

|医師| Dちゃん．ちゃんと薬を飲んでいて，えらいね！❻
|女児| うん．先生，褒め上手だね（笑）．
|医師| あはは，そんなことないよ．本当のことだもん．ところでDちゃんは何時に寝るの？
|女児| 学童が終わって6時におばあちゃんが迎えにきてくれて，7時にご飯を食べて，お母さんが帰ってくるのが10時だから，寝るのは11時くらい．でも，小学生は9時に寝たほうがいいんだよね．前に先生からそう教わったから．
|医師| Dちゃん，よく覚えていてすごいね！❼

解説

　学校教育法に特別支援教育が位置づけられて以来，ADHD（注意欠陥多動性障害），LD（学習障害），PDD（広汎性発達障害）などの軽度発達障害児は，通常学級で教育を受けることが多くなった．しかし一方で，通常学級から分離しようとする風潮も根強く，本人・保護者の苦悩が絶えない．すべての子どもたちに有意義な教育を提供するためには，学校・家庭・地域が一体となって取り組む必要がある．

❶表現の工夫
　報告書にDさんとの面接での様子などを記載して母親に渡すことにより，その場で消えてしまう聴覚だけでなく，反復して確認できる視覚からも情報が入るので，理解しやすくなる．

❷伝えたい意図
　子どもの話から知った保護者の頑張りを，子どもの代弁者として保護者に伝えることで，保護者はもっと頑張ってみようと思うようである．

❸表現の工夫
　子どもが得意なことを褒められると，医師に対する信頼も増す．

❹伝えたい意図
　保護者だけでなく，学校や医師も一緒に頑張る姿勢を示すことが重要である．

❺表現の工夫
　子どもに対しても明るい挨拶から会話を始めることにより，親しみを感

じてもらう．

❻表現の工夫

よいことを褒めると，今後の行動にもプラスになることが多い．

❼表現の工夫

以前話したことを覚えてくれている．会話しやすい状態になってからの健康教育は，しばしば効果的である．

＊

　大人たちは，苦悩する1人ひとりの子どもたちに対し，多職種で接することが大切である．そのなかで医師は，的確な医療と保健指導が求められるキーパーソンであり，つなぎ役であり，子どもたちの代弁者でもある．われわれ医師は，子どもや保護者，そして学校・関係者と普段から丁寧に接し，皆で寄り添いながら行動するように努めたい．

（岩田祥吾）

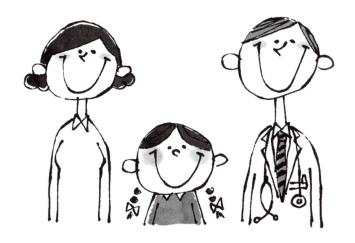

成長・発達の問題

「私たちの声が届いてないみたい．自閉症ですか？」

症例の背景

当院かかりつけの6歳の男児，Eくん．両親付き添いのもと受診．両親と小学3年の姉との4人暮らし．来年には姉と同じ小学校へ入学予定．以前から口数は少なかったが，最近はめったに会話も交わさなくなり，1人で電車のおもちゃで遊んでいることが多い．声をかけても振り向きもせず，電車から目を離そうとしない．姉と比較すると，人との関わりが苦手なように思えてならない．耳の聞こえが悪いのかと，大学病院耳鼻科にて精密検査を受けたが「異常なし」との診断．幼稚園の先生からは「特に気になることはありません」といわれている．ネットで調べたところ，自閉症（自閉スペクトラム症）の症状にぴったり合致したため不安になった，とのこと．

説明の要点

- わが子に対して自閉症の疑いを抱いた保護者が，発達障害の診療を専門としない一般診療所を訪れたケースである．自閉症であるかどうかをはっきりさせたいのであれば，専門の医療期間を受診したはずであろう．何故に当院を受診したのか，知りたいこと・確かめたいことは何かを，まずは明確にすることから始めたい．本書のメインテーマは「伝え方」であるが，どのような心配事があるのかを「傾聴」しなければ，伝えることを適切に把握することはできない．

使ってはいけない表現

- 「専門の医療期間を紹介します」

➡ 発達障害を専門としないのであれば，自閉症児の診断・対応については専門医に委ねるべきであろう．とはいえ，この両親は何らかの理由でかかりつけ医を頼って受診したのである．前述の如く，最初に着目すべきは保護者の「想い」である．専門ではないからと専門医に委ねる対応は，この時点ではあまりに短絡的であろうと考える．

- 「自閉症かもしれないのですね．それは大変ですね．お気の毒に……」

➡ さりげなくこのような言葉を投げかける医療者を，時に見かける．ねぎらいのつもりの「お気の毒に」は，実は何のねぎらいにもなっていない．余計な一言でしかない．自閉症児が「お気の毒」な存在になるかどうかは，保護者や医療者，および教育者の対応如何にあるといっても過言ではない．

> ### 伝え方の具体例（保護者）
>
> 　筆者は，以下のような言い方を組み合わせて，患者への説明を構成している．
> 　「そもそも女の子に比べれば，男の子の言葉の出方は遅いものです．お姉ちゃんと比べちゃ可哀想かもしれませんよ❶」
> 　「幼稚園ぐらいになると，子どもの個性や性格ってはっきりしてきますからね．Eくんは，寡黙なキャラなのかもしれませんね❶」
> 　「声をかけても振り向かないのは，集中力がものすごく高いということかもしれません❷」
> 　「お2人とも，同じお気持ちでいらっしゃるのですか？❸」
> 　「お2人から見て，Eくんの得意なことって何でしょう？ それと，Eくんの『ウリ』というか，これだけはすごいんだぞ，誰にも負けないところがありましたら，教えていただけますか？❹」
> 　「失礼ですが，率直にお聞きしますね．お2人がお知りになりたいことは何でしょう？ 私に答えられることであれば，お答えいたします❺」
> 　「口数が少ない，人との関わり方が苦手なのは『個性』としてとらえることができる一方で，『障害』としてみられる場合もあります．どこ

までが『個性』でどこからが『障害』かは，お子さん本人を含めて，ご家庭や園や学校，お子さんの周囲ですね，お子さんと関わる方々がどれだけ困っているかによって線引きされるものと，私は考えています．線引きが難しい場合も，もちろんあるでしょうが❻」

「お宅では，テレビはどれくらいの時間ご覧になっていますか？ 食事の時はどうですか，つけたままですか？」

「Eくんは，ゲーム機は持っていますか？❼」

伝え方の具体例（子ども）

「幼稚園はどうですか？ 楽しい？❽」

「Eくんの先生はなんていう名前ですか？ どんな先生？❽」

「お父さんのどんなところが好きですか？❽」

「食べ物では何が好きですか？」

→仮にカレーと答えた場合

「お母さんが作ってくれるカレーと幼稚園の給食で出るカレー，どちらが好きですか？❽」

解説

❶伝えたい意図

保護者が抱く不安を否定することなく，一般化した表現を使うことによって保護者の思い込み的な子どもの把握状況の見直しを図る．

❷表現の工夫

「振り向かない」ことをネガティブにとらえている保護者に対して，ポジティブなとらえ方を示すことも，保護者が子どもの見方を見直す一助となる．

❸状況の確認

両親のどちらもが同じ想いでいるとは限らないことも考慮に入れておくべきである．母親だけが気にしすぎており，父親はそうでもない，あるいはその逆というのも時に経験することである．両親の想いが一致していないことが，子どもに負担を強いていることもある．ただし，両親の考えに

微妙な違いがある場合，医師がどちらか一方だけの味方になるような表現も避けるべきであり，両親にそれぞれ適切な伝え方をするためにも，状況を聞くことは重要である．

❹ 伝えたい意図

「教えていただけますか？」と疑問形の言葉を使っているが，ここでは子どもの特性を「良さの観点」で理解することを伝えたい．「これが悪い，あれがダメで」とこぼしてばかりの保護者に限って，こういう聞き方をすると「そういえばこんなところが……，それとこんなところも」と，多くの「良さ」が引き出されることが多い．

❺ 想いの確認

いよいよ，核心の部分に触れる．当院を受診した理由については，単に「発達障害の専門外来は予約を取るのが大変」ということだけかもしれない．「専門医にみてもらい，『自閉症』と断定されるのが怖い」「まずは慣れたかかりつけの医師に相談してみようと思った」もあるだろう．最近はインターネットなどで様々な情報を収集してから受診するケースも多く，不適切な情報を元に不安を助長していることもある．「何か，特に心配な病気はありますか」と単刀直入に聞くことも可能である．いずれにせよ，保護者の想いを受け入れ，「そうですか，それは確かに心配になることですね」と共感的理解を示すことが肝要である．漠然とした不安のみで，想いを具体的に言語化できないようであれば，回答を無理強いせず「他にはどんなことがご心配ですか？」と，不安の共有化を試みる姿勢が望ましい．

❻ 伝えたい意図

仮に保護者の不安が「自閉症であるかどうか」であったとしても，結論を急ぐべきではない．誰が，何に対して，どのレベルで困っているのかを明確にしたいものである．生活するうえで支障が出るほどの困り感（→ p13）があれば「障害」としてみるべきであり，適切な対応策が必要となる．往々にして誰が困っているわけでもなく，単に保護者が不安がっているだけという場合も多い．実際に幼稚園では，Ｅくんは「特に気になることはない」存在としてとらえられている．

❼ 伝えたい意図

テレビやDVD，ゲームなどのいわゆる「メディア漬け」によりコミュニ

ケーション障害に陥っている子どもは少なくない．メディアを子どもに与えているのはほとんどが親である．親そのものがゲーム世代のため，この状況は世代連鎖ともいうべきもので止まりようがないのも事実である．しかし，ただ理屈を述べるだけでなく，実際に保護者が今日からすぐに実行できることとして，食事の時はテレビをつけない，週1日は家族全員でテレビも観ずゲームもやらずの「No Media Day」を勧めるなど，メディアと適度な距離を保ちつつ家族関係を深めていく術を，子どもに関わる医療者はより発信していくべきと考える．医療者の話を聞いて納得する以上に，何か行動を始めることが保護者の気持ちを楽にさせる．

❽ 想いの確認

子ども本人が「話す」ことに苦痛を感じているかどうかを，質問を通して確認する．また，家族への想い，幼稚園への想いをできるだけ引き出せるような質問を試みたい．答えないのであればそのままとして，無理強いはしない．

質問は子どもに対してというより，保護者への質問の合間に子どもにも目を向けるといった感じがよい．むしろ子どもの存在を真ん中に置き，保護者と医療者が向き合う状況が望ましい．保護者が子どもの問題を語る際，子どもの存在は抜きにされ，保護者の都合や体裁のみが先走ることがままある．子どもに対する質問を途中に挟むことにより，子どもを真ん中に置き大人たちが話し合う姿勢を取ることの大切さを伝えたい．

ただし，子どもが保護者の視線を気にするあまり言いたいことが言えない，逆に保護者が子どもの前では言いたくないようなことがあれば，保護者にはいったん待合室に出ていただく，子どもは別室でスタッフと遊ばせておく，といった配慮が必要になる．

＊

親はわが子の健やかな成長を願うあまりに，子どもの「悪いところ」ばかりに目がいき，それを直すことだけに躍起になる．兄弟や他の子どもと比較し，劣っているところは何としても改善させようとする．それが子どもにとってどれほどの心の負担になるかを，医療者こそが保護者に伝える義務がある．ただし，通常の身体的疾患では病気について直接的な説明をすればその情報を受け入れて納得できることが多いが，子どもに何か障害が

あるかもしれないという不安のある人にその認識を変えさせるためには，まずは保護者自身が現状に自分自身で気づいてもらう，認知してもらうことが重要となる．診療の会話が保護者への質問という形になっていても，その答えを求める以上に，そういう見方もあるのかと気づいてもらうための質問もある．

　保護者の子どもに対する見方が変わり，「良いところも悪いところもひっくるめてその子はその子」「変わらなくていいんだよ，あなたはあなたのままでいい」．そんなメッセージを保護者から送られれば，子どもには大きな安心がもたらされる．子どもの存在を認め，否定せず強制せず，もし間違った時はやみくもに叱るのではなく，何がどう間違っているのかをていねいに諭す．それにより，子どもの心に自己肯定感が生まれ，自尊感情が高まっていく．

　日頃，診察室で保護者に話していることを以下に示す．

> **傾聴の姿勢**
> 比較せず，
> 感情と将来の先取りをせず，
> 否定せず強制もせず，
> ていねいにあなたと向き合い，
> あなたを受け入れ，
> そして寄り添う．

（佐久間秀人）

成長・発達の問題

「チックを治してください！」

> **症例の背景**
>
> 小学4年生の男児．1か月ほど前から，突然目をつぶり，顔をクシャッとゆがめる仕草を発作的に繰り返すようになった．担任教師から連絡帳に「授業中にも頻繁に起こしています．勉強に集中できない恐れもあり，病院でみてもらうようにお願いします」との記載があったため母親が本人を連れ来院．この症状はチックでないのか，であるとしたら早く治してほしいと，薬での治療を強く希望している．

> **説明の要点**
>
> - 症状を除去することに保護者や教師など周囲の大人が執着するあまり，子ども本人が心理的に追い詰められることがあることを伝えたい．治せるものなら治すのが理想ではあるが，治せないと必ずしも致命的な結果につながるものではないことを理解してもらう．

使ってはいけない表現

- 「大丈夫ですよ，いずれ治りますから」

➡ 単発性の運動性チックあるいは音声チックは「一過性チック障害」とされ，連続して4週以上持続し，1年以上にわたることはないとされている．本症例もその可能性が高く，いずれ症状は消失するものと考えられる．と

はいえ，よほどの医師-患者信頼関係が作られていない限り，はっきりとした根拠も示されず「いずれ治ります」といわれ，「ああそうですか，よかった」と納得する保護者はきわめて稀であろう．「治ります」と端的に伝えるのではなく，チックについて医療関係者でなくとも理解できる内容の説明を，まず試みるべきである．

● 「様子をみましょう」

→ 古今東西，多くの医療者に使われてきた常套句である．「様子」とは一体何を指すのか，「みる」とはどの程度の頻度で，いつからいつまでの期間にそもそもは何を「みる」のか．具体的な明示が成されていない点で，好ましくない表現の代表と感じる．「様子をみる」との判断を下されることで，病状が重いものではないと安心する患者心理があろうことも想像するが，安易に用いられることには違和感を抱く次第である．

伝え方の具体例（保護者）

お母さんがおっしゃるとおり，この症状は運動性チックだと思います❶．

チックと一口に申しましても，いろいろなタイプがあります．半年から1年程度続き治っていく一過性のものと，稀ですが大人になるまで続く慢性のものもあります．ほとんどの場合は一過性チック障害と呼ばれるもので，1年以内には治るとされています．お子さんの場合も一過性チック障害であろうと私は考えます．となれば「待つ」ことが一番の治療ということになりますね❷．

チックの原因はまだわかっていないことも多いのですが，脳の中に，神経と神経のつながりがちょっと弱い部分があるからかもしれないと，最近はいわれています．脳といいましても知能が低いからとか低くなるとか，そんな話ではありません．知能とは全く関係ありません．おそらくは体質的なものであるのでしょうけど，だからといって遺伝するとも限りません．もちろん，家庭でのしつけや育て方に間違いがあるわけでもありません❸．

症状が出ていることで本人がどれほどの苦痛を感じているか，困っているかが，一番大切なことのように思います❹．症状の出方に波の

ようなものはありますか？ 学習発表会や運動会の前とか，緊張する行事の前に症状が出やすい，といったことも多いようです．苦手な授業の時にチック症状の頻度が増えるという子どもさんもいますが，決して悪化しているという意味ではありませんので，安心してください❺．担任の先生もご心配くださっているとのことで，学校での様子も一度詳しくお聴きしたいものですね❻．

伝え方の具体例（子ども）

「学校は楽しいですか？❼」
→子どもが『楽しい』と答えた場合
「よかったねえ．いい学校なんだねえ❼」
→『楽しくない』と答えた場合
「じゃあ楽しくなるにはどうするか，一緒に考えてみましょうか❼」
→無反応の場合
「いまはいいから，そのうち話してくれればいいですよ❼」

解説

❶伝えたい意図

母親がまず望んでいるのは，診断の確定である．チックそのものは特別な検査を必要とせず問診と症状から診断は可能なため，初診の時点で診断名を伝える．

❷表現の工夫

チック障害についての説明である．最も頻度の高い一過性障害の可能性が高いこと，薬での治療は不要であることを伝えている．慢性運動性・音声チック障害，トゥレット障害についてはあえて詳しくは触れない．数回の受診を繰り返し，信頼関係が築かれたところで補足的に説明するのがよいであろう．もっとも，保護者が「待つ治療」に納得するのであれば，わざわざ伝える必要はないかもしれない．トゥレット障害にしても，成人になるほど軽快することがほとんどといわれている．また，チックにはADHDなどの発達障害が合併することも多いが，本人にその徴候がみら

れない限りは触れるべきではない．

❸伝えたい意図
　子どもに問題が生じると，遺伝とか育て方がよくなかったのかと不安がる保護者は多いものである．医学的に一般的な知見として知られていることである以上は，このような形ではっきりと伝えるべきである．

❹表現の工夫
　症状の発現ばかりに目が向き，「勉強に集中できない」ことを懸念しているであろう母親に対して，保護者を含めた周囲の大人たちが慌てず焦らずうろたえずの対応をすることが肝要であることを，やんわりと諭すように，かつしっかりと伝えたい．

❺伝えたい意図
　心理的な影響で症状が変動することがチックの特徴であるが，それもことさら心配する必要がないことも，付け加えておきたい．

❻状況の確認：学校との連携
　「勉強に集中できない恐れ」との担任教師からの指摘を，医療者も確認しておく必要がある．ましてこのケースでは，学校側から保護者側への連絡帳という「紙」の上での一方向的な情報伝達しかなされていない．実際に顔を合わせ，話し合いの場を持つべきであろう．熱心な教師であるほど，子どもの症状に翻弄され，子どもが勉強に集中できないというより，教師自身が授業に集中できない状況も生じうる．保護者の了解を得たうえで，医師が教師に対し病気や病状の説明をすることが子どもの状況改善に役立つこともある．

❼表現の工夫
　常に子どもの気持ちと存在を真ん中に置いた対応を心がけたいものである．チック症状の発現は周囲の大人が騒いでいるだけ，子ども本人にとってはどうでもいいことかもしれない．どうでもいいことを大人たちが騒ぐ故，子どもの気持ちが荒んでいくこともありうる．本来，楽しい場所であるはずの学校を楽しいと感じているかどうかを見きわめながら，子どもたちと向き合っていきたいと考える．

　　　　　　　　　　　　　　　　　　　　　　　　　　（佐久間秀人）

成長・発達の問題

「ダウン症児の発達の遅れが心配です」

症例の背景

　生後8か月，初診の女児．7か月健診で発達の遅れを指摘され，心配した母親と受診した．診察したところ，顔貌からダウン症候群ではないかと推測されたので，「生まれてすぐする検査や心臓などの検査はしましたか」と聞くと，心臓は検査して異常がないこと，染色体検査でダウン症であることを告知されたと話された．産婦人科の説明のなかで，知的発達や運動発達が遅れることは説明されていた．診察すると，筋緊張低下はあるが，手助けをすると左右どちらにも寝返りができる．母子手帳を見せていただくと，38週で生まれ，出生体重も2,750gと特に問題なく，心雑音も聴取されず，重度の先天性心疾患はなさそうであった．
　予防接種や健診，一般診察など，かかりつけにしたいと希望されたので，寝返りはもう少しでできるようになることを説明し，外来で経過をみていくこととした．今後の予防接種のスケジュールを説明して診察を終了した．

説明の要点

- ダウン症でもゆっくりではあるが，きちんと発達することを説明する．
- ダウン症児も普通の子どもと同様に，予防接種や乳幼児健診を受けることができることを伝える．

使ってはいけない表現

- 「障がい」「異常」の言葉

➡ ダウン症に限らず染色体異常の患者をもつ保護者は，病気の説明のなかで「心臓に異常がある」「発達が遅れている」「知的障がい」などといわれることがあり，そのたびに傷ついている．ダウン症を病気ととらえるのではなく，その児の特性として考えるようにする．

- 「まだ○○しない」「まだ○○ができない」

➡ 首のすわりや寝返り，歩行などが標準より遅れることは，告知の時に説明を受けているので理解している．しかし実際に月齢が進むにしたがって，自分の子どもが運動発達，知的発達，言葉など，全般的に遅れてくるのを実感していくので，ここでの直接的な言葉は避けたい．

- 「ダウン症だから……」

➡ 人によっては，早い段階ではダウン症の告知がされていなかったり，されていても，まだ認めることを拒否している保護者がいることを知っておきたい．

　また，「ダウン症だから発達が遅れる」とか「ダウン症だからいろんな病気になりやすい」などの説明は，告知の段階で聞いているはずである．そのため，運動発達については専門のリハビリテーションを勧めたり，自宅でもできる赤ちゃん体操の情報を提供するなど，今後の児の発達を促すような説明を行いたい．

伝え方の具体例（保護者）

　ダウン症児の親となり，心配しながら子育てを続けていると思いますが，予防接種や健診をしっかり受け，よく育てていますね❶．乳幼児健診は発達のチェックにもなりますので，引き続き受けてください．今日の診察で，運動発達については，もう少しで寝返りが1人でできるようになる可能性があります．ダウン症児の運動発達の指標はおおまかに，首のすわりは5～7か月，座位は10～12か月，はいはいは15か月，歩行は24か月くらいとなります．重い合併症のある児や筋緊張低下のある児は，これより遅れることがありますが，いずれにしてもゆっくりながら確実に発達をしていきます．

「ダウン症児の発達の遅れが心配です」

みさせていただいたところ，お子さんは順調に成長しているようです．日本ダウン症協会のホームページ（http://www.jdss.or.jp/）でダウン症児の成長曲線がダウンロードできるので，母子手帳の記入と一緒にダウン症児の成長曲線にも記入することをお勧めします．お子さんなりに成長していることがわかると思いますよ．

今日は，診察する私の顔をじっと見て，よく笑っていましたね．お母さんを探す様子もみられました．また，歯ぐきが盛り上がってきているので，歯が生えてくる兆候がありますよ❷．

ダウン症児であるかどうかは関係ありませんので，予防接種は引き続きスケジュールどおり接種してください．次の予防接種までに心配なことがあれば，いつでも外来を受診してくださいね❸．

症例の経過

当初は血液疾患やけいれんなどの所見はなかったが，2歳時に鼻閉で受診した際，母親に最近気になることはないか尋ねると，「そういえば時々体のピクつきがあるが，すぐに止まるので心配はしていない」とのことであった．ダウン症の合併症にしばしば点頭てんかんがあり，可能ならスマートフォンなどで動画を撮影してきてほしいとお願いした❹．その後，動画を見せてもらうと，時間は短いが何度か繰り返していてけいれん発作の可能性があったため，専門機関へ紹介．診察の結果，点頭てんかんの診断がつき，以降は抗てんかん薬を服用し，コントロール良好となった．

その後，3歳時には保育園の入園について相談された．いくつかの園に見学に行き，ダウン症に理解のある園を見つけたとのこと．ゆっくりではあるが発達してきていることを母親は実感している．整形外科も受診し，特に問題はなかったため，保育園でも普通に過ごしてもらっていいことを伝えた．また，今後は言葉や運動面で他児との発達の違いが出てくるが，子どもなりにいままでのように発達していくことを伝え，心配なら保育園側との話し合いをもつことを伝えた❹．

解説

❶伝えたい意図
　健常児の育児に比較すると苦労も多いと思われる．ちょっとしたことでも積極的に褒めることが大切である．

❷伝えたい意図
　この場合は初診だが，継続してみていく場合は特に，いままでの外来受診ではみられなかったことを見つけ，保護者に伝えるようにする．母親の顔を見る(探す)仕草を見つけて「お母さんを見ているね」などと声をかけることで，保護者も安心する．ゆっくりではあるが発達していることを実感させ，子育ての喜びを感じてもらいたい．

❸積極的な声かけ・確認
　保護者は「この症状だけのために受診するつもりはないけれど，次回受診することがあったらついでに聞いてみよう」と思っていることがよくある．保護者には軽微な症状であっても医学的にとても重要な訴えであることは稀ではない．その訴えを聞き逃さないために，一般診察を目的として受診した時であっても，保護者に「気になること」「最近気づいたこと」があるか尋ねるようにする．

❹地域での繋がりをもつ
　ダウン症児の保護者が集まって親の会を作り，交流していることがある．また親子教室や支援センター，療育の通園施設などを利用している家族も少なくない．障がいをもった児でも，支援員をおいて保育をしている保育園・幼稚園もある．詳しい情報はダウン症児の親同士で共有していることもある．保健センターの保健師も地域の情報を把握しているので，一度相談することを勧める．

（松田幸久）

COLUMN 12

ダウン症児の合併症

p166 の症例では，母親の話がきっかけで点頭てんかんを見つけることができた．ダウン症には様々な合併症が知られているが，心臓や甲状腺機能については，何も症状がなくても 1 年に 1 回はチェックしたい．血液疾患や消化器疾患では，何らかの症状が出てくることが多いので，「顔色が悪い」や「嘔吐があった」などの訴えについて単に貧血や感染性腸炎による嘔吐と判断するのではなく，表 に記載した疾患を鑑別診断に入れながら丁寧に診察することが大切である．幼児期以降になると肥満傾向がみられるため，生活習慣病にも気をつけたい．

表　ダウン症児が合併しやすい疾患

	新生児期	乳児期	幼児期	学童期
循環器系	先天性心疾患，肺高血圧			
消化器系	食道閉鎖・鎖肛，ヒルシュスプルング病，便秘，嘔吐	食道狭窄，十二指腸狭窄，鼠径ヘルニア	食道狭窄，十二指腸狭窄，胃食道逆流，便秘	
眼科	白内障，鼻涙管閉塞・狭窄，眼振，斜視		近視，遠視，乱視，斜視	
耳鼻咽喉科	難聴	難聴，滲出性中耳炎	難聴，滲出性中耳炎，耳垢塞栓	扁桃肥大，睡眠時無呼吸
内分泌，代謝	甲状腺機能低下症，一過性高 TSH 血症	甲状腺機能低下症	甲状腺機能低下症・亢進症	甲状腺機能低下症・亢進症，高脂血症，肥満，高尿酸血症
整形外科	多指症などの四肢障害，股関節脱臼	筋緊張低下	環軸椎亜脱臼，扁平足	環軸椎亜脱臼，外反母趾
血液疾患	一過性骨髄造血異常，白血病，貧血	白血病，貧血		
その他	停留精巣	点頭てんかん	むし歯，歯列不正	

〔岡本伸彦，他(監)：ダウン症候群児・者のヘルスケアマネジメント—支援者のためのガイドブック．かもがわ出版，2010 より〕

(松田幸久)

服薬・点滴

「かぜ症状があり発熱しています．抗菌薬をください！」

症例の背景

　4歳の女児．数日前からの鼻汁と咳嗽があった．数時間前に発熱に気づき，夜間の救急室を受診した．尿路感染症や免疫不全の既往はなし．発育，発達に問題なく，予防接種もすべて実施されている．来院時の体温は39.5℃，脈拍数は軽度上昇しているが呼吸数は正常で，酸素飽和度は99％であった．活気はあり，笑顔もみられた．診察すると，咽頭の軽度発赤を認めたが，その他に有意な所見は認めなかった．現時点では重症細菌感染症を示唆する所見に乏しく，何らかのウイルス感染症が疑われた．

　解熱薬のみで経過観察できると判断し母親に説明したところ，「過去に同じような経過で様子をみたが，肺炎になってしまったことがある．手遅れにならないよう，早めに抗菌薬を飲ませたい」と強い口調で希望があった．また「近くのかかりつけ医は，いつもすぐに抗菌薬を出してくれる」との訴えもあった．

説明の要点

- 抗菌薬の使用を頭ごなしに否定するのではなく，保護者がなぜ抗菌薬の処方を希望するのかを理解するところから始める．
- 現在の状態が抗菌薬を必要としない根拠を提示する．また必要に応じて，抗菌薬を不適切に利用するデメリットを説明する．

使ってはいけない表現

- 「すぐに抗菌薬を処方するような医師は信用できませんよ」

➡ 夜間の救急室で診療していると，時に前医で広域に作用する抗菌薬が漫然と続けられていたり，その意図を理解することが難しい抗菌薬の処方に遭遇することがあるかもしれない．そのような時，処方状況を理解することなく他の医師の処方内容を非難することは絶対に慎まなければならない．保護者に「ウイルス感染によるかぜです」と説明しつつも抗菌薬を処方する医師のなかには，「夜間悪化することがないようにしたい」「週末に受診することで忙しい救急室に勤務する医師たちに迷惑をかけないようにしたい」という思いから抗菌薬を処方している者もいるのである．そのような深い意図がある可能性を考慮し，処方内容を非難することで患者家族とかかりつけ医の信頼関係を崩すようなことは避けるべきである．

伝え方の具体例（保護者）

　確かに過去に肺炎になったことがあるのでしたら，抗菌薬を早く飲ませたいというお気持ちになられるのは当然だと思います．かかりつけの先生もその辺りを考慮して早めに抗菌薬の処方をしてくださっているのでしょう❶．しかし現在のお子さんの状態は，急いで抗菌薬を処方しなければいけない状態ではありません❷．子どもたちが熱を出す場合は，何らかの感染症であることが一般的ですが，通常はウイルスかばい菌❸が原因になっています．いまのお子さんの状態の場合，そのほとんどがウイルスによる感染症であることが知られています．そしてウイルスに抗菌薬は効果がありません❷．

　今日は皆さんが病院に来られてから，お子さんの呼吸の回数，脈の回数，血液中の酸素の量などを調べました．またお子さんの様子の観察を含め，診察もさせていただきました．それらをあわせて考えると，現時点では以前肺炎になられた時の状態には至っていません❹．ですので，治療のためにいますぐ抗菌薬を開始する必要はありません❷．またお子さんのようにもともと元気な子では，抗菌薬内服による肺炎の予防効果は現在医学的に証明されていませんので，肺炎の予防を目的に抗菌薬を使用することは勧められません❷．さらに抗菌薬は，必

要ではない時に使用しすぎると，耐性菌という抗菌薬が効きにくい菌を産み出してしまい，将来本当に抗菌薬が必要になった時に使用できる薬がなくなってしまう危険性があります❺．これらを考え合わせると，現時点で抗菌薬を使用することは，お子さんのためにならないばかりか，害になる可能性が高いといわざるをえません❷．

　いまのお子さんに一番必要なことは，薬を使って病気を押さえ込んだり，熱を頻回に測って高熱にならないように一生懸命熱を下げたりすることでありません．お父さんとお母さんが協力し，汗をかいて体が冷えていないか，痛みや息苦しさがないかなど状況を観察し，不快感があればそれを和らげてあげるように，看病してあげることだと思います．苦しむ子どもを目の前に夜を過ごすことは確かに大変なことです．でもこれは一生続くものではありません．一般的に小学校にあがる年代になると免疫の力が十分につき，あまり熱を出さなくなります．ご夫婦で子どもの体の問題で向き合えるのは，もうあと少しの期間かもしれません❻．

　とはいっても重症化したらどうしよう，どのようなタイミングでまた病院に行ったらよいだろう，と思われるかもしれません．私は保護者の皆さんの感覚で決めてもよいとお伝えしています．いつもよくお子さんを観察しておられる皆さんが，子どもの様子が普段と違う，とても呼吸が苦しそう，何かおかしい，と思われたら，医療機関を受診することをお勧めします．保護者が感じる違和感が重症感染症をピックアップするために有用な所見であることは，過去に海外の調査でも証明されていることだからです[1]❼．その時にまた改めて診察をさせていただきますが，その結果全く問題ないと判断されるかもしれません．でも必要と判断されたら検査を行い，抗菌薬を使用することも十分ありえます．不安で悩まれるよりも無理せず受診することをお勧めします❽．

解説

❶伝えたい意図

　まず保護者の訴えを聞き，その気持ちを受け入れる．またかかりつけ医

の対応も含めて受け入れ，保護者の話をしっかりと聞く姿勢を示す．それにより，次の自分の話を保護者に聞いてもらう素地ができる．

❷ 表現の工夫
保護者の誤解を招かないよう，できる限り平易な言葉で明確に伝えるように意識する．場合によっては文献からデータを引用する．

❸ 表現の工夫
アニメキャラクターの影響か，「細菌」より「ばい菌」のほうが保護者は理解しやすいようである．

❹ 伝えたい意図
見た目やバイタルサインに明確な異常がない場合，重症感染症は否定的である．保護者に詳細に説明することは困難だが，客観的な根拠を元に不要であると判断したことを伝えている．なお，このように保護者に伝えるためには，バイタルサインを測定し，しっかりと診察をすることが当然ながら必要である．

❺ 伝えたい意図
安易に抗菌薬を利用することの問題点を説明する．保護者も医療者も，病に苦しむ子どもを早くよくしてやりたいという共通の目標を持っている．そのことを再認識し，子どもが将来苦しむ可能性がある医療行為を安易に行わないほうがよいことを強調して説明する．

❻ 伝えたい意図
看病(育児)は保護者が子どものために協力しあえるチャンスであること，それは永遠に続くものではないことを伝える．

❼ 表現の工夫
帰院するポイントを説明する．この時も医学的根拠があることを説明に交えることで，医療者の発言の信憑性が高まる．

❽ 伝えたい意図
医療機関を再受診することに保護者が罪悪感を抱かないよう配慮する．保護者に再受診を促すことに抵抗がある場合は，電話相談サービスなどを紹介するのも一案だろう．また抗菌薬は闇雲に否定しているのではなく，必要があれば当然使用することは伝えておくとよい．

文献

1) Van den Bruel A, et al：Diagnostic value of clinical features at presentation to identify serious infection in children in developed countries：a systematic review. Lancet 375(9717)：834-845, 2010.〈小児の重症感染症を見つけ出すために有用な臨床上の特徴に関するシステマティックレビュー．医師の直感や保護者の心配が有用な所見であることが紹介されている〉

(井上信明)

COLUMN 13

説明の時間を確保するために

　受診のついでに，いろいろと聞いてみたいとばかりに，保護者が様々な症状を訴えることがある．親身になって聞いていると，背が低いこと，癖のこと，おねしょのこと，今日は受診していない弟の顔のあざについてなど，様々な心配事を聞いてくる場合がある．その時点で診療を待たせている患者が多かったり，診療後に外に出る予定があったりすると，説明する時間を確保するための対応に苦慮することがある．

　そのような時は「いま少しだけ伺った話はすべて大切なことなので，明日もう一度ゆっくり時間をとりますから話を聞かせてください」，検尿などの簡単な検査を実施して「明日，結果を説明するので，その時にいまの話についても再度教えてください」「母子手帳や幼稚園での身長体重の記録などがあるとありがたいので，それを持ってもう一度受診してください」などと今日の診療とつながる形を示しながら，ある程度まとまった時間が確保できる次回の受診の予約を入れるとよい．

　「その件については別の日に受診してください」と今日の受診とのつながりをつけないで指示すると，冷たく拒否されたという印象を与える．次回はちゃんと時間を取って聞いてくれるという期待を与えることができるほうが好ましい．質問の内容が自分にとって苦手な分野の診療であるならば，少し予習する時間が取れる利点もある．

(崎山　弘)

服薬・点滴

「保育園に通っているので，1日3回も薬を飲めません」

症例の背景

症例 1
4歳6か月の女児．認可私立保育園に通っている．溶連菌感染症の診断で小児科医から1日3回の薬を処方された．園からは，「日常の業務が忙しく，昼の薬は飲ませることができません」といわれた．「職場を抜け出して飲ませにも行けません．時々薬を飲み忘れますが，それでも大丈夫ですか？」

症例 2
2歳10か月の男児．中耳炎の診断で，耳鼻咽喉科から1日3回服用の薬を処方された．保育園では看護師がいないので与薬は行っていないとのこと．耳鼻科の先生にそのことを話したら，「1日3回飲まなければ治らないんだよなぁ」と機嫌の悪い顔をされた．「何かよい方法はないでしょうか？」

説明の要点

- 原則として，処方された薬は指示どおりに飲ませることが大切であることを伝える．そのためにも小児科医は，子どもにとって最低限必要な薬だけを出すようにしたい．
- 治療の主役は子どもである．あくまでも子どもにとって意義があるかどうかを考えるべきであり，保育園のため・保護者のため・医師

のためのものではない．保護者が納得できるまで丁寧に説明する必要がある．
- 医師から処方された薬[*1]は，本来は保護者が与えるべきものである．しかし保育園に子どもを預けている間は，保護者より依頼があれば，保育園が代わりに薬を与える（与薬）ことができることを伝える（与薬に関しては，看護師の有無，公立・民間の違い，薬の種類によって保育園の考え方や方針が異なり，難しい場合もある）．
- 病気の急性期は家庭でゆっくりしてもらい，回復期は病後児保育を利用する方法もあることを伝える．

使ってはいけない表現

- 「病気の時くらい親がみたら！」「私の子どもなら休ませるよ！」

➡病気の時くらい保護者が家でみるべきだ，病気の子どもを預けっぱなしで仕事をするのはいかがなものかという意見もある．しかし，保護者も仕事をしている．子どもに薬を飲ませながら登園させるとは，などと考えないでほしい．そうしなければ生活が成り立たない家庭も多くある．

- 「私の指示が聞けないの！」「1日2回しか飲めないのであれば，薬の効果はない」「朝昼晩，ちゃんと薬を飲まないと効かない」「後で合併症が起きても，責任持てない」

➡保護者が飲ませられないことを相談に来ているにもかかわらず，同様の指示だけを繰り返していては解決にはならない．答えになっていないだけではなく，配慮の姿勢も感じられないことは望ましくない．医師は，医学的には正しくても患者にとって不本意なことを示すことが多い．飲みたくもない薬を飲むことを要求され，子どもを預けたくても登園を禁止され，仕事があってもまた明日受診するように指示される．理屈ではわかっていても保護者は不満を感じることが多い．

[*1] 保護者が働いている場合，就労形態と子どもの1日の生活時間，保育園の事情を把握したうえで処方する．原則は原則であるが，できるだけ働く親の身になって考える必要がある．

伝え方の具体例（保護者）

　保育園は基本的には健康な子どもたちが集まる場所なので，薬を飲ませることは保育士の仕事ではないという考えももっともなことです❶．しかし，感染の恐れがない状態の元気な子どもなのですから，登園することに問題がないのも事実です．では実際にどうするのか．飲ませてもらえない場合の工夫として，内服する時間をずらして調節するのもよいと思います．

　一般に「1日3回食後」という指示の薬は，「食事に合わせれば忘れない」という意味で食後にしていることが多いです．要は，血液中の濃度を一定に保つために時間をおいて飲むことが目的ですので，4時間以上，できれば6〜8時間ほど空けて服用できればよいのです．朝，登園前に飲ませて，帰ってすぐと夕食後，あるいは帰ってすぐと寝る前に飲ませてもよいです．

　小児の場合は食後にとらわれることはありません．乳児は，哺乳でおなかが一杯になると食後の薬を服用できなくなるので，食前のほうがよいでしょう．苦手な薬は，空腹時のほうが吐き出す可能性が低いので，食前に飲むほうがよいでしょう．食欲がなくても薬だけは服用しましょう．食後となっていても，気にしなくて大丈夫です．

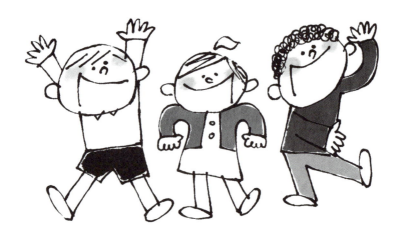

また，たとえば咳止めなどのかぜ薬は，症状がつらくなければ飲まなくても大丈夫です．飲み忘れることもあるでしょう❷．保育園に行けるくらいの症状であれば，保育園でお昼に飲ませる分を省略しても問題ありません．継続して飲まなければならないのは，溶連菌感染症の薬と中耳炎の薬，てんかんなど慢性疾患の薬です．

　与薬に関しては，保護者が保育園に持ってきた薬を安易に飲ませるということではありません．医師が必要と認めた薬で，しかも在園中に飲ませなければならない薬を前提としています．保育園の事情も考慮し，与薬を行う保育士の立場に立って，安全に与薬が行われるように連絡票の提出，主治医からの諸注意をしっかり伝えることが大切です[*2]．

解説
❶伝えたい意図
　保護者の訴えのみを取り入れることは避けたい．子どもと保護者と保育園がともに納得できる方法を考えることが大切であり，保育園に医師や保護者の意向を無理強いすることはできない．「この薬は1日2回にできるから，保育園に行く前と帰ってから飲ませてください」と指示してもよいでしょう．また，口頭で指示を伝えるだけでなく，「この薬は1日3回服用したほうがよいと思います．保育園で飲ませてもらうために連絡票 図 に記入して，保育園でお昼に飲ませてもらってください」と連絡票を使うことにより確実に投薬を受けさせることができる．

❷伝えたい意図
　薬の飲み忘れを頭ごなしに責めるのではなく，やむを得ず飲ませることができなかった事情も察する対応が望ましい．その際，「薬の飲み忘れに気が付いたら，できるだけ早く飲むようにしてください．次の薬を飲む時間が近い時は，1回飲むのをやめるか，または飲んで次に飲む時間を遅ら

[*2] 主治医は，保護者，保育園，園医との連携を十分に図りたい．

連絡票
（保護者記載用）

平成　年　月　日記

依頼先	保育園名　　　　　　　　　　　　　　　　宛
依頼者	保護者氏名　　　　　　　㊞　連絡先　電話 子ども氏名　　　　　　　（男・女）　　歳　カ月　日
主治医	（　　　　　　　　　　　　　　　　　電話 　　　　　　　　　病院・医院　　FAX
病名 （又は症状）	

（該当するものに○、または明記）
(1) 持参したくすりは　平成　年　月　日に処方された　日分のうちの本日分
(2) 保管は　室温・冷蔵庫・その他（　　　　　　　　　　　　　　　）
(3) くすりの剤型　粉・液（シロップ）・外用薬・その他（　　　　　　　）
(4) くすりの内容　抗生物質・解熱剤・咳止め・下痢止め・かぜ薬・外用薬（　　）
（調剤内容）

(5) 使用する日時　平成　年　月　日〜　月　日　午前・午後　時　分
　　　　　又は　食事（おやつ）の　分前・　分あと
　　　　　その他具体的に（　　　　　　　　　　　　　　　）
(6) 外用薬などの使用法

(7) その他の注意事項

薬剤情報提供書　（あり・なし）

保育園記載
受領者サイン
保管時サイン　　　　　　　　　　　月　日　時　分
投与者サイン　　　　投与時刻　月　日　午前・午後　時　分
実施状況など

図　連絡票の例
（日本保育保健協議会の連絡票より，http://www.nhhk.net/health/02_01.html 最終アクセス 2017 年 2 月 22 日）

せてくださいね」と伝える．1 日 3 回の薬は次に飲む時間まで 4 時間以上，1 日 2 回の薬は 5 時間以上，1 日 1 回の薬は 8 時間以上空けることを知らせておくと，保護者も対応しやすい．

（三浦義孝）

服薬・点滴

「薬を飲んだ後に嘔吐しました．もう一度飲ませたほうがいいですか？」

症例の背景

2歳の男児．3日前から咳，鼻汁あり，次第に咳が激しくなり，昨日から発熱したため受診．朝食は少しだが食べている．嘔吐はしていない．咽頭発赤軽度あり，喘鳴を伴っていた．少し便が軟らかいとのことであったが，おなかを触っても異常はなかった．鼻汁からの迅速検査でRSウイルス抗原は陰性であった．急性気管支炎と診断して気管支拡張剤の吸入をし，内服薬を粉薬で処方した．帰宅して，昼食を食べた後に薬を飲ませたところ吐いてしまったとのことで，その直後に再び来院した．

説明の要点

- 適確に説明するために，あらかじめこの子が薬を上手に飲めるかどうかを尋ねておく．また薬を吐いてしまった状況，たとえばその前後の咳や呼吸の状態，内服後から嘔吐するまでの時間，嘔吐物の内容，嘔吐した後の機嫌のよし悪しなどを把握しておく．
- 吐いてしまったことは仕方ないので，次回以降に同様の不安に陥らないためにはどうするかを伝える．

使ってはいけない表現

- 「飲ませるタイミングが悪かったですね」
➡ いまさら言われても責められているだけに聞こえてしまう．
- 「無理やり飲ませていませんでしたか？」
➡ 保護者の飲ませ方が悪かったような表現は避ける．

伝え方の具体例（保護者）

医師 お薬を吐いてしまったのですね？

母親 はい，もうびっくりしてしまいました．

医師 大丈夫ですよ．子どもさんがお薬を吐いた時，どうすればよいかは悩みますよね．いきなり吐いたりするとびっくりしますが，お母さんは不安でも慌てずに，どっしり構えてくださいね．それだけでも子どもさんは安心しますよ．もともとお薬は嫌がらずに飲めていましたか？

母親 いいえ，あまり上手ではありません．無理やり飲ませることが多かったです．

医師 帰られた後の状態ですが，お熱はどうでしたか？

母親 熱は少し下がっていました．

医師 咳や息の仕方はどうでしたか？

母親 咳は少し出ていました．ゴロゴロと痰がからむ音はしていました．

医師 昼食を食べさせたということでしたが，本人が欲しがったのですか？

母親 欲しそうではありませんでしたが，何か食べさせてからお薬を飲ませたほうがいいかと思い，おかゆを食べさせました．でも2，3口しか食べませんでした．その後にお薬を飲ませましたが，10分も経たずに咳き込んで吐いてしまいました．薬だけでなくドロッとした痰も混じっていました．吐いた後，ゴロゴロという音はほとんど消えていました．機嫌は悪くありませんでした．

医師 昼食の後にお薬を飲ませたのですね．確かに薬の袋に「食後」と

いう指示が書いてありますが，今回は食べる前に飲ませるとよかったかもしれませんね❶．整腸薬や健胃・消化薬などは，当然食後に飲んだほうが効果は高いのですが，子どもはお腹がいっぱいになっている時は口を開けるのや飲み込むのを嫌がることがあります．もともとお薬を上手に飲める子どもなら問題にはなりませんが，嫌がる時に無理に口に入れても，せっかく食べた物や飲んだ物も薬と一緒に吐いてしまえば逆効果です．お腹が空いている時に薬を飲ませると，胃への刺激や薬の副反応が強く出てしまうと思っている保護者もいますが，小児の薬はそのような影響は少ないので，授乳前や食前に飲ませても大丈夫です．むしろ食事前の空腹時のほうが，薬は飲みやすいですよね．飲んでもらえることが何より大切なことです．また，食べた後では吐きやすいことがあります．咳をしてドロッとした痰も混じっていたとのことで，かえってすっきりしたのかもしれませんね❷．薬を飲んで吐くまで短い時間（30分以内）でしたので，少し時間をおいてから，もう一度飲ませてみましょう．一度に飲ませてしまうと吐きやすいので，少しずつ飲ませるとよいですよ．また1回分飲めなくても，心配ありません．もし再び吐いてしまうなら，再度受診してください．粉薬が苦手な場合，シロップ剤や貼付薬，坐薬に替える方法もあります．

*

また薬の飲ませ方については，以下のように説明することもある．

医師 薬を吐いたからと叱ってしまうと，嫌な思いが残り，薬嫌いになってしまいます．口を開けて少しでも飲めたことを褒めてあげましょう．どうしても薬が飲めない場合は，お薬ゼリーを利用してもかまいません．食物アレルギーがなければ，ヨーグルト・練乳・チョコレート・アイスクリームなどに混ぜて飲ませてみましょう．特にアイスクリームは薬を挟み込むように包むと飲みやすいです．飲めたら，しっかりと褒めてあげることが大切です．

伝え方の具体例（子ども）

　患児の目を見て，「このお薬は○○ちゃんの咳を軽くしてくれる正義の味方だから，ちょっと苦いけれど頑張って飲んでね．早くよくなってお友達と元気に遊ぼうね」「この薬は少し苦いけれど，飲めば咳が楽になるよ．体も元気になるよ」と説明すると，頑張って飲める子どももいる．

　また，子どもが元気になった後で，「薬を上手に飲めたから治ったんだよ❸」と伝えることもある．

解説
❶伝えたい意図
　薬は食後でなければいけないと保護者が思い込んでいる場合があるが，小児の場合，食前のほうが好ましいことも多いことを伝えたい．ただし，医師の指示が「食後」となっているならば，不適切な指示をしたことを謝る必要もある．

❷表現の工夫
　薬を飲ませたことにより，子どもに嘔吐させてしまったことを悔やんでいる保護者に「吐いても大丈夫」と伝えることで少しは気持ちが楽になるかもしれない．伝え方にもよるが，病気が急変，または悪化していなければ保護者に安心してもらうことは大切である．

❸伝えたい意図
　今回は上手に内服できなかったとしても，「ちゃんと飲めたから治った」と子どもに伝えることで，次回はもっと上手に飲んでみようという気持ちにさせる．保護者にも子どもを褒めて行動変容を起こさせる方法を知ってもらえる．

（末永眞次）

服薬・点滴

「かぜをひいて熱がある．入試なので点滴して治して！」

症例の背景

12歳の男児，小学生．3人兄弟の三男．父親は一流企業の管理職，母親，長男，次男ともに有名私立中高大一貫校卒業(長男は大学，次男は高校在学中)であり，本人も中学からの入学を希望している．昨日から咳と鼻水，発熱(38℃)あり，他医を受診し，3日後が入試のことを話して，インフルエンザ迅速検査，血液検査，尿検査をしてもらったが異常なかったため，漢方薬と解熱鎮痛薬だけをもらった．今朝には熱は少し下がってきたが，まだ若干の微熱があるため，点滴をして明後日の入学試験に間に合うように，絶対に治してほしいと父親に連れられて当院を受診した．

説明の要点

- 明後日の受験が可愛いわが子の人生を左右すると固く信じ，何とかしてほしいという親心は理解できる．まず寄り添う気持ちを伝えることから始めよう！
- そのうえで，急性上気道炎などのかぜ症候群のほとんどはウイルスが原因であること，インフルエンザなど一部の例外を除き，ウイルス性疾患に対して有効な薬剤はなく，現時点ではほとんどのかぜ症候群に有効な治療方法はないことを説明する．
- かぜ症候群はかぜ薬の内服などで治っていくという経験則があるが，

> それらのほとんどは患者本人の免疫反応による自然治癒であることをわかりやすく説明する．

使ってはいけない表現

- 「かぜに点滴は効かないよ！ そんなに点滴してほしければ，よそでしてもらって！」

➡ 患者の保護者は藁をもつかむ気持で受診しているのであるから，まずは保護者の気持ちに寄り添うべきである．「いや〜，明後日が入学試験ですか？ そりゃあ，心配ですね！」などと共感の言葉を伝えることが大切である．すなわち，日本の医療システムの最大の利点である皆保険制度による低負担とフリーアクセスのため，医療者が正しい医療行為を行っても，患者（保護者）が納得しなければ，他の医療機関を再受診するだけである．

伝え方の具体例（保護者）

　明後日が受験ですか……人生にとって大切な日ですね！ 正月も返上して，勉強して来られたのですね．困りましたね！ う〜ん，私が如何に名医とはいえ，これっばっかりは難しいなあ（ここで笑いが取れたら満点）！ ❶ 一生懸命，頑張ります！

　一般的にかぜと呼ばれる急性上気道炎などのかぜ症候群は，初期や軽症のインフルエンザも含みますが，そのほとんど（少なくとも90％以上）はウイルスが原因であり，現在判明しているものだけでも200種類以上あります．昨日，検査してもらって，インフルエンザは否定的，持参していただいた血液検査を拝見しましたが，点滴で水分を補う必要があるような脱水症もないようです．やはり何らかのウイルス感染症だろうと思います ❷．幸いにも熱は下がってきていますので，重症な病気ではないようです．

　何か有効な治療方法はないか考えてみましたが，インフルエンザなど一部の例外を除き，ウイルス性疾患に対して有効な薬剤はなく，現時点ではほとんどのかぜ症候群に，点滴を含め有効な治療方法はありません．結論からいえば，お子さんの体力，免疫力を信じて，このまま自力回復を待つしか手はないかもしれません．

ただ，先ほどお父様が言われたように，いままでかぜをひいた時に，病院では点滴や抗菌薬，かぜ薬の内服などで治っていったという経験があると思うのですが，それらのほとんどは思い込みなのです．すなわち治療が奏効して治っていったのではなく，お父様ご自身の体力・免疫力により自然経過として治っていく（自然治癒）だけのことなのです❸．

　念のためにお伝えしておきますが，点滴は針を刺す行為を伴うので，場合によっては痛みが残ることもあります．日本赤十字社で献血をしたことはありますか？　献血に際しての説明文書にも「献血後の副作用発生率は気分不良，吐き気，めまい，失神などが0.9%，失神に伴う転倒が0.008%，皮下出血が約0.2%，神経損傷（しびれ，運動障害など）が約0.01%です（平成22年度）」という記載があります❹．針を刺す行為にはわずかですが，危険もあることをご承知おきください❺．

　もちろん明後日がお子さんにとって人生最初の勝負の日ということで，何とかしてやりたいという親心は十二分に理解できます．「病は気から」，気合が入るので点滴してほしいということであれば相談に乗りますので，遠慮なくお申し出ください❻．

伝え方の具体例（子ども）

　12歳なのでウイルス感染症に対する免疫機構，薬剤の効果などきちんと説明すれば，ある意味，保護者より冷静に理解できると思われるので，患者自身である子どもにもきちんと説明すべきである．

　「…ということで，点滴しても病気が早くなることはないと思うけど，君はどう思う？　君の考えが一番大切なので，尊重したいと思います．ただ自分だけでは決めにくいかもしれないので，お父さんとよく相談してね❼」

解説

❶ 表現の工夫：心の緊張を解きほぐすコツ

　ちょっとした笑いは心の緊張をとり，患者(保護者)との距離を縮める．落語や漫才などを参考にして，カチカチの心を解きほぐすことから始めよう．

❷ 表現の工夫

　かぜ症候群の原因はウイルスがほとんどであり，有効な薬剤はあまりないことを理解してもらうために，昨日の診療を元に再考したことをまず伝える．ただ単に昨日と同じことを繰り返しのように伝えるだけでは，保護者は納得しないかもしれない．

❸ 表現の工夫

　かぜ症候群の治癒過程について理解してもらう．

❹ 表現の工夫

　実際に日本赤十字社ホームページの「献血いただく前に」(http://www.jrc.or.jp/donation/about/before/)を示しながら説明するとよい．

❺ 説明の意図

　保護者が希望する医療，この場合は点滴行為が，医学的にはあまり意味がないことを説明するにあたり，効果が少ないことを説明するだけでなく，デメリットも示すことで，「とにかくわが子に点滴を」と冷静な判断ができなくなっている保護者に再考させるきっかけとなる．

❻ 寛容の心も必要

　子を思う親心にも一定の配慮は必要．

❼ 子どもの意見を尊重

　最終的には患者・家族で相談してもらい，患者自身の考えが一番尊重されるという体験が子どもの成長に好影響を及ぼす．

*

　日々の診療において，医学的には明らかに不適切な要求をする患者にも時に出会う．そのような場合，日本の医療システムの最大の利点である皆保険制度による低負担とフリーアクセスのため，医療者が正しい医療行為を行っても，患者(保護者)が納得しなければ，他の医療機関を再受診するだけである．いかに納得(満足)して，帰宅していただけるかに掛かっている．

> （診療の具体的方針）
> 第二十条　医師である保険医の診療の具体的方針は，前十二条の規定によるほか，次に掲げるところによるものとする．
> 　一　診察
> 　　（略）
> 　二　投薬
> 　　イ　投薬は，必要があると認められる場合に行う．
> 　　ロ　治療上一剤で足りる場合には一剤を投与し，必要があると認められる場合に二剤以上を投与する．
> 　　（略）
> 　　ホ　栄養，安静，運動，職場転換その他療養上の注意を行うことにより，治療の効果を挙げることができると認められる場合は，これらに関し指導を行い，みだりに投薬をしてはならない．
> 　　（略）

図 保険医療機関及び保険医療養担当規則（一部抜粋）

　保険医療機関及び保険医療養担当規則 **図** はぜひとも熟読していただきたい．どうしても納得いただけない時には保険医療養担当規則を持ち出すこともありうる．

（岡空輝夫）

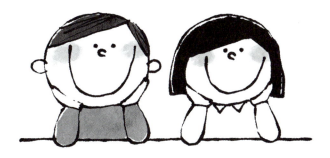

虐待

受傷時に，虐待の可能性が否定できない時

症例の背景

　生来健康な1歳2か月の男児．発育，発達歴に問題はない．予防接種も必要なものはすべて実施済みである．また易骨折性を疑わせるような病歴や家族歴もない．母親によると，受診日当日の午後，昼寝の時間になったためベビーベッドに寝かせた．すぐに入眠したため，ベッドの柵を上げて部屋を離れ，家事をしていたが，突然泣き声が聞こえたので見にいくと，ベッドの下に落ちて泣いていた．その後すぐ，午後4時頃に慌てて病院を受診した．

　意識消失や嘔吐はない．診察したところ右大腿部の腫脹以外に明らかな異常を認めなかった．同部位を触診すると激しく泣き，痛がる様子を見せていた．同部位のX線検査を施行したところ，大腿骨が骨幹部で折れていた．通常，子どもがベッド柵を乗り越えて墜落すると，頭部から落ちるために頭部外傷をきたすことが多く，特に下肢の外傷は稀である．母親が提供してくれた病歴と外傷部位やその程度が一致しないため，結果を説明しながら保護者より病歴を再度聴取することにした．

> **説明の要点**

> - 身体的虐待の有無を評価するためには，受傷機転や受傷時の様子が鮮やかに思い描けるまで詳細に情報を収集する必要があるが，あくまでも怪我の状態を評価するために必要であるという姿勢で情報を集める．
> - 優先すべきは子どもの安全である．安全が確認できない時は，入院させることも考慮する，あるいは地域と連携して密にフォローすることも考え，ソーシャルワーカーなど，医師や看護師以外の介入がありえることを説明しておく．

使ってはいけない表現

- 「お母様の話と怪我の状況には矛盾があり不自然です」「状況を拝見する限り，誰かがお子さんを傷つけたのではないかと疑います」

➡ 保護者や保護者の周囲に問題があると誤解されるような表現は避ける．また詰問口調にならないように，「虐待」という言葉も使わないように留意する必要がある．

　たとえ身体的虐待の可能性が高いと思われても，医療者が虐待者を同定したり，虐待者を裁いたりするわけではない．保護者が不快な思いになることで心を閉ざしてしまうと，必要な情報を入手できなくなるだけでなく，疑われていると感じた保護者が子どもを連れ去ってしまうことも起こりえる．また「虐待の連鎖」という言葉があるように，虐待者も過去の自分への虐待の影響を受けて苦しんでいることがある．医療者は子どもを中心に，その家族(虐待者)も社会全体で支えていく，護っていくという気持ちで対応すべきであろう．

> **伝え方の具体例（保護者）**
>
> 　先ほどさせていただいたレントゲンをみると，右の太ももの骨が折れていることがわかりました．これから整形外科の医師に今後の治療方針など相談をしますが，その前にもう少し今回の怪我が起こった時の状況をお聞かせください．これはお子さんの怪我の程度を正しく評

価するために必要なことですので，申し訳ありませんがよろしくお願いします❶．

　まずベビーベッドの置かれていた部屋のことを教えてください．ベッドは部屋のどの位置にありましたか？ ベッドの高さは床からどの程度ありましたか？ ベッドの周囲の床はフローリングでしたか？ ベッドの中には何か布団以外のものを入れていましたか？ ベッドの周りには何か置いていましたか？❷

　次に，お子さんが泣き出した時の状況を教えてください．思い出せる範囲で結構です．お母さんはどの部屋におられましたか？ そこで何をしていた時に泣き声が聞こえましたか？ 泣き出した時間はわかりますか？ 泣き出してどの程度経ってベッドのある部屋に行かれましたか？ その時，家の中にはお母さんとお子さんの他にどなたかおられましたか？ その方は家のどこにおられましたか？❷

　最後に，お母さんがベッドのある部屋に入った時の状況を教えてください．お子さんはベッドに対してどの位置に落ちていましたか？ 足はどちらの方向を向いていましたか？ 顔は仰向けでしたか，うつ伏せでしたか？ お子さんの周囲に何か落ちていましたか？ 落ちているお子さんを見つけたお母さんは，まず何をされましたか？ その後病院に来られるまでにどのようなことをされましたか？❷

■ 入院の説明

　整形外科の医師とも相談をさせていただきましたが，現時点で手術は必要ないと考えています．ただ経過を観察するために入院が必要です．入院後は痛み止めを使い，適宜必要な治療や検査をしていくことになると思います．また今回のような怪我の場合，ご自宅でより安全に，安心して皆さんが子育てができるように，ソーシャルワーカーがお話をお聞きすることにしています．後ほど病室のほうに担当のものがお伺いすることになると思いますが，よろしくお願いします❸．

■ 保護者が入院を拒否した場合

　今回のお子さんの怪我のような場合，入院をして経過をみることは

病院の方針となっています．決してお子さんだけ特別に入院させるわけではなく，同じような状況のお子さんはみんな同じように入院していただいています❹．

■ **子どもの帰宅後の安全が確認でき，連れて帰る正当な理由がある場合**

本来は入院していただきたいのですが，事情がおありのようなので仕方がないでしょう．ただ怪我をした当日から翌日にかけて，怪我をしたところのむくみが原因となって状態が悪化することがありますので，明日は必ず病院に来てください❺．

■ **「虐待を疑っているんですか？」と聞かれた場合**

不快な気持ちにさせてしまったのであれば申し訳ありません．お子さんの状態をよく理解したいと思ったので，いろいろと聞いてしまいました❻．

伝え方の具体例（子ども）

子どもから病歴が聴取できる場合は，直接話を聞いてもよいだろう．ただし特に幼児は質問に誘導されやすく，また質問者の反応から自分が悪いことをしてしまったと感じてしまうことがあるため，できる限りオープン・エンド・クエスチョンで質問し，子どもの言葉を尊重する．比較的高度なスキルを必要とするため，慣れない場合は避けたほうが無難である．

解説
❶伝えたい意図

あくまでも状態の評価をする，状況を理解することが目的であることを説明し，会話の導入とする．

❷表現の工夫

外傷の発生状況，時間経過，発見者の対応など，受容的に聞いていく．

この時,「部屋の中のベッドの位置」などのように当たり障りのない,誰の責任でもないような事柄から質問をはじめ,核心をつくような質問は後で行うのがポイント.回答に矛盾や違和感があっても,「なるほど」「確かにそうですね」などのように,決して批判せずに話を聞く.通常,話を作っている場合は詳細な説明ができず,矛盾が生じたり,しばらく経って聞き直すと説明が変わったりする.なお紹介した事例は,病歴を再聴取している間に母親が話を作りきれなくなり,虐待したことを告白した.

❸ 伝えたい意図

入院後にソーシャルワーカーが介入することがあるが,これも子どものことを中心に考えての対応であることを強調する.

❹ 伝えたい意図

入院を拒否される場合,これは施設のルールであること,そのルールに従って入院を決めていることを説明する.また,決して個人で対応しないようにする.状況次第では上級医や看護師長などの応援も依頼する.

❺ 伝えたい意図

やむを得ず帰宅させる場合,必ず翌日の再診を確約させる.この時もあくまでも身体上の問題に対応する必要があることを強調する.なお再診の時までに院内のソーシャルワーカーと連携し,地域からの情報を集めるようにする.

❻ 伝えたい意図

保護者が敏感になっているために,虐待を疑って問診されていると感じられることもある.そのように疑われたとしても,平然と体の問題を中心に考えて対応していることを強調する.

(井上信明)

虐待

「虐待してしまいそう……」

症例の背景

　11歳の女児とその母親．他に3人の子どもがいる．11歳女児とは最近になり，とみに関係が悪化して，大声で怒鳴ってしまうことが多い．他の3人の子どもは比較的性格も穏やかで，母親とぶつかり合うことは少ない．しかしそれが11歳女児を見ていての行動様式なのかは，現状では不明．大声で怒鳴ってしまうことが重なり，近所から虐待通報がなされ，児童相談所から事情を聴かれた．児童相談所での面接では，現状では虐待に相当することはないとの判断であった．
　しかし母親は児童相談所からのアドバイスに納得できず，このままの状態では本当に手をあげたりしてしまうのではとの自責の念が強くなり，女児が感冒様症状で受診した際に小児科医に相談した．女児の全身状態は良好で，身体所見でも特に虐待を疑わせる異常はない．

説明の要点

- 「虐待をしてしまうのでは」との訴えは，とても言い出しにくくハードルの高い問題である．この事例は，すでに児童相談所と面談が終わり，緊急性は低いと考えられるが，このような場合では，児童相談所への不満や通報した近所へのわだかまりなど，様々な感情の交錯が保護者のなかには現れている．一般診療のなかで，多くの時間を割いて対応するには限界があるので，時間をおかずに医師や心理

> 士などの面談を行うように話を進める．
> - 育児に不安がある，自信がない，ちょっとしたことで感情的に子どもに声を荒げてしまうなど，いわゆる育児不安を訴える母親に対しても，「虐待をしてしまいそう」と訴える保護者と同様の対応が必要である．短い問診の間に，緊急性があると判断した場合には，通告もやむなしとの説明が必要であるが，多くはすでに市町村の健診の場面で把握されているので，地域との連携を確認したうえで援助を進める．保護者と医師が寄り添って不安を解消するというスタンスが求められる．

使ってはいけない表現

- 「これは，あなた自身，親の問題ですね」

➡ 人が人を育てていくには，とても多くの困難がある．すべての親が育児をうまくできるという保証もなければ，理想的な親になるというのも幻想に近い．支援者が考える親の理想像を目の前の親に当てはめようとしても，「この人に相談しても自分の気持ちを理解してもらえない」という感情を相手に抱かせるだけである．

伝え方の具体例（保護者）

医師 お母さんの言うことを聞いてくれないので，イライラしてしまうことがあるんですね．お母さんもつらいですね．手塩にかけて育ててきたお子さんでも，時に感情的な対立や怒鳴り合いになることもあります．子どもであれば誰しも発達段階の途中でそのような反応を示すことはよくあります．娘さんが話した言葉に対して，お母さんがどのような受け答えをすれば，自分が思っているように子どもが反応してくれるのか，具体的な手掛かりを見つける必要があるようです❶．お子さんの状況をもう少し詳しく理解するために，話を聞くのが上手な心理士がいますので，一度じっくり時間をとって面談してみましょう❷．

　面談の結果，親側の問題としては子どもの感情的な訴えに応える母親の表現方法が直接的であること，子どもの問題としては感情を表現する語彙の少なさからくる身体表現の幼さがあることがわかり，心理

士から具体的な対応案が出された.

医師 心理士さんと面談をしてみてどうでしたか？

母親 今度からそのアドバイスをやってみようと思いました.

医師 ところで，毎日毎日お子さんとぶつかっているのですか？ それとも，今日はよかったと思える日はありますか？

母親 週に1回くらいは，ぶつからないですんでいるんです.

医師 そうですか，すごいですね．ぶつからないでうまくいく日があるんだ❸．そういう日はどんなことをしているのですか？

母親 ………．

医師 じゃ，今度ぶつからないでよかったなと思った日に，どんなことをしたか，寝る前にでもお父さんと話してください❹．うまくいかない時はさっさと寝て，また明日って思ってくださいね．こんなことしたらよかったと思えることがあったら，お父さんと一緒にやってみてください❹．

解説

子どもとの問題に悩んでいる保護者は，何らかの原因があってこのような結果を生じていると考えがちである．原因と症状・結果をいつも判断している医師も，このような思考回路に慣れてしまいがちである．しかし，心理的な問題は原因がわからなかったり，原因が見つかっても原因を除去できなかったり，それが本当の原因かを見きわめることは非常に困難である．原因を追究することも大切だが，日常生活のなかで困っていることが起きていない状態(例外)を見つけ出し，それを広げていくことを勧めることで，親の視点を変えることが，もっと大切である．「例外＝いつもと違ってうまくいった時」を見つけ，それが起きるよう実践することを伝えるようにしている．

❶表現の工夫

子どもに知的な検査などが必要な場合でも，「こういう検査をしましょう」と子どもの持っている問題を具体化するために行うのではなく，「子どもを理解する手掛かりを見つけるために，必要なものがあれば実践しましょう」と親子の次の行動につながるような表現を使っている．虐待問題

に関しては，子ども側の要因をことさら強調するような対応は避けなければならない．

❷伝えたい意図

　一般の外来では，1人に多くの時間を割いて相談にのることは難しい．勤務先に心理士がいれば対応してもらうと，医師との間では見出せなかった情報を引き出してくれる場合がある．その際，「ゆっくり時間が取れる」「話を聞くのが上手な心理士」と表現することで，母親の思いをしっかり聞くことが目的で指導するのではない，という意図を伝えたい．また心理士などがいないために医師自らが相談を実施する場合でも，いますぐにではなく，別日を設けて対応すると伝えることにより，相談に対しての安心感を与えられる．それまでに「例外を探す」などの課題を与えると，次に面談する時の参考になる．

❸表現の工夫

　会話にみられるように，原因を探っていくのではなく，問題が解決した状態が日常にあることに気づいてもらうのが重要である．うまくいっていることに気づいた発言があれば，よい評価を与えるだけではなく，そこにちょっと感心したというニュアンスを含めると，より強化子として伝わっていく．筆者は solution focused approach*の手法を足がかりにこのような会話をし，保護者が前向きになれるように援助している．

❹伝えたい意図

　子どもの行動が変わる時に，多く関わる母親だけでなく，家族の中の誰かが発した言葉や行動が考えもしないきっかけになることがある．父親が発した言葉や行動を共有することにより，例外を探すヒントを見つけ，父親に一緒に問題解決に向かっているとの思いを持ってもらうことが肝要である．

文献

1) 森俊夫，黒沢幸子：森・黒沢のワークショップで学ぶ解決志向ブリーフセラピー．ほんの森出版，2002．

（渋谷好孝）

---

* 話を傾聴し，ねぎらい，患者自身が「例外」や解決の手がかりを見つけられるように質問する．原因の追究をしないことが特徴．

COLUMN 14

虐待の進行と予防

　虐待予防は0次予防から始まり，3次予防まであるといわれている．子どもにとっては，まだ虐待が起きていない0次や1次の予防が真の虐待予防である．多くの人は早期発見，早期通告が虐待予防において大切と思われているかもしれないが，もうすでにその時点で子どもに虐待が行われている．健全育成の確認（0次予防）や，育児不安やハイリスク家庭の把握と援助（1次予防）を中心に広めなければ虐待事案の減少にはつながらない．そのためにも，市町村の虐待や健診に関わる保健師や児童相談所の職員とは顔の見える関係が必要である．また，どんなに頑張っても医師はケースワークの主体となることはできず，むしろ避けるべきでる．周りにいる援助者すべてを信じて，仲間に入れてもらえる，あるいは仲間にしてしまう関係を作ることも必要である．

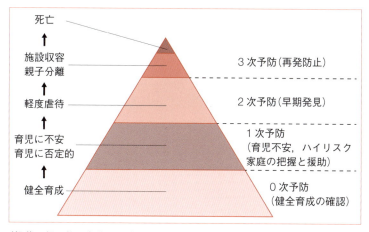

（松井一郎，他：虐待の予防・早期発見及び再発防止に向けた地域における連携体制の構築に関する研究．p4，1999 より一部改変）

（渋谷好孝）

禁煙支援

「たばこは家の中では吸いません．外で吸っています」

症例の背景

　第1子の10か月健診にそろって受診した佐藤さん夫妻(仮名)．父親(35歳)は建設会社勤務，母親(29歳)は総合病院看護師．子どもの健診結果には全く問題なし．3人が入室直後からたばこ臭が漂ったため，診察終了時に「一緒にお住まいのご家族で，たばこを吸われる方はいらっしゃいますか」と尋ねたところ，「はい，オレです」と父親．「いくら言ってもやめないんですよね」と，憮然とする母親．

説明の要点

- 喫煙習慣から抜け出せないのは，意志が弱いからではなく「ニコチン依存症」という疾患によるものであることを，本人・家族に理解してもらう．喫煙者を悪者にすることなく，喫煙者こそが被害者であることを強調する．

使ってはいけない表現

- 「なぜ，(たばこを)やめられないのですか？」

➡喫煙者のほとんどが，「やめられるものならやめたい」と考えている．喫煙に限らず，やめたくともやめられないで苦しんでいる相手に対して，「なぜやめないのか」「やめなさい」などの一方的な声かけは残酷である．

- 「奥さんや子どもさんが，病気になってもいいのですか？」
➡家族が病気になってもよいと思って吸っている喫煙者は，おそらくはいないであろう．喫煙者の心証を害するだけである．

伝え方の具体例

医師　佐藤さんは，たばこを始めて何年ぐらいになるんですか？

父親　うーん，高校卒業したあたりからですから，17〜18年ぐらいかな．

母親　嘘ばっかり．高校から吸ってたくせに．

父親　うっせーよ．

医師　いや，まあまあまあ．いままで，やめようと思ったことはありましたか？

父親　結婚する時にヨメがうるさいものでその気にはなったんですが，現場に行くとみんな吸ってるもんで，どうしてもつい．へへへ．

母親　バカなんです，この人．ほんと意志が弱くて．

父親　んだから，うっせーつーの，おめーはよ！

医師　いや，だからここではケンカしないでくださいね．ということはやっぱり佐藤さん，やめたい気持ちはあるわけですね❶．

父親　ええ，まあ，その……．やめられればやめたいなと思ってはいるんですが．でもこう毎日「やめろやめろ」って言われてると，オレの名前は「ヤメロ」なのかなとか思っちゃったりして……．

医師　佐藤ヤメロ，ですか．ダイエット目指す人にはいいかもしれませんね．サトウヤメロ．そういえば昔，「ニャロメ」っていう漫画のキャラクターもいましたね．あははは❷．

父親　先生．ほんとにオレ，やめられればやめるに越したことはないんですよ．これでもそれなりに，気はつかってんです．家の中では絶対吸わないし，吸う時は外に出て吸ってますし．

母親　だからさ，そんな気をつかうんだったらきっぱりやめればって，いつも言ってんでしょ！

医師　うんうん，奥さん．よいパパじゃないの．やめられなくとも，

これだけあなたやお子さんのことを気にかけてくれているのだから．大したものですよ，本当に❸．
父親 いや，大したことではないんです．
医師 外で吸うぐらい気をつかっているということは，たばこの害や受動喫煙，そんなこともご存知なんですね．
父親 ええ，ヨメからくどいくらいに聞かされてます．
医師 じゃあ，いまさら申すまでもないことですが，がんや心筋梗塞や脳卒中との関係は昔からいわれていることですし，最近では慢性閉塞性肺疾患といいましてね，進行すると鼻から酸素を吸っていないと苦しくなっちゃう病気を引き起こすので問題になっています．子どもに対しても，親が吸っていると影響が出て，身長の伸びが悪くなるとか，気管支喘息や中耳炎，かなり物騒な話ですけど乳幼児突然死症候群の原因にもなるということがいわれています．
父親 はあ．それは確かに，聞いています……．
医師 それとね，言いにくいことではありますが，外で吸われているということ．これね，実はあんまり効果ないんです．たとえ目の前で吸わなくとも，喫煙者の吐く息には，たばこの毒性成分が含まれています．目の前で吸うほどではなくても，子どもさんはあなたに抱っこされただけで，たばこの煙に晒されているのと同じなのです❹．
父親 マジっすか！
医師 マジです（笑）．だからね佐藤さん，やめる気持ちをお持ちならぜひやめましょうよ．たばこを吸っていると病気になるからではなくて．あなたや家族の健康を守るためにやめるんです．
母親 そうそう，たばこ代だって浮くし．よいことずくめよね．
医師 前に禁煙に挑戦した時は，どんなふうにしたんですか？
父親 ガムや貼り薬もあると聞いたんですけど，とりあえず自力で頑張ろうと思って．
医師 お薬を使うことに，抵抗があったのですね？
父親 ええ，薬に頼るのも何となくちょっと．副作用もいろいろある

と聞きましたから．でもどっちにしろ，やっぱりダメでした．
医師 そうでしょうね．自力での挑戦は苦しいものです．副作用も，それほど多いわけでも怖いわけでもありません．続けていくうちにいつの間にかなくなっちゃうこともあります．
父親 そうなんですか？
医師 はい，そうです．佐藤さんね，タバコをやめられないのはたばこに含まれているニコチンへの依存なのですよ．依存ですから，やめられなくて当たり前．もっとはっきりいってしまえば，これは病気です．ですが，治せる病気です．だったらぜひ治しましょうよ❺．
父親 本当に，やめられますかね？
医師 やめようという気持ちとお薬があれば，まずうまくいきます．お薬は依存から脱却するための道具とお考えください．アスリートがよい記録を出し試合に勝つためには，よい道具を選びます．自分に合ったよいバットを持っているからホームランが打てるわけでしょ？それこそいまは，よいお薬があるんです．ご安心ください，頑張れます．いや，頑張りましょう．ねえ，奥さん❻．
父親 うーん．なんとなくまだ自信はないのですけど，なんだかちょっと，やれそうな気もしてきました．
医師 受動喫煙の害が広まったせいで，吸っている人が加害者で，吸わない人が被害者のような風潮がいまの世のなかにはあります．でもね，吸っている佐藤さんにしたって，吸い出した時はこれほどの害や依存があるものとは知らず，いつの間にか吸いはじめ，知らないうちに依存ができて，やめられなくなってしまった．そういう意味では，佐藤さんも被害者なのですよ．僕は医者として，佐藤さん，いや佐藤さん一家を救いたい，それだけのことです❼．
母親 だいじょぶよ，きっと大丈夫．先生もこうおっしゃってくれるのだから，頑張りましょうよ，あなた！

解説

❶想いの確認
　ごく自然に，話の流れを「禁煙の意思があるかどうか」に持っていく．前述の如く，ほとんどの喫煙者は本音では「やめたい」のである．しかしここまでで相手が話に乗りたがらないようであれば，無理強いはしないことが重要である．「いまは簡単にやめられるお薬がありますから」で話を終える．

❷表現の工夫
　禁煙支援の際は会話の中にユーモアを取り入れ，場を和ませることも，時には必要である．

❸伝えたい意図
　家の中で吸わないことをあからさまに「無駄」とは決めつけずに，その努力を認め，讃えるべきである．

❹伝えたい意図
　受動喫煙を含め，たばこの害については情報として伝えておくことが好ましい．

❺表現の工夫
　「病気」と断言され，よい気持ちはしないのではないかと懸念する声もあるであろうが，「病気であるからやめられない」と断言されることで，むしろほっとする喫煙者は多い．禁煙支援のうえでは，何度でも繰り返したいフレーズである．

❻表現の工夫
　薬に対して不安感や恐怖心を抱く方には，このような説明を筆者は行っているが，自分の感性で使いやすい比喩を利用して薬の有用性を伝えるとよい．また，禁煙への意欲が多少でも出てきたところで，妻の支援を促すことも有効である．子どもが大きければ「パパ，頑張って」と言ってもらうのもよい．

❼伝えたい意図
　本来喫煙者は責められるべきものではなく，救われるべき存在であることを最後に強調する．これも，何度繰り返してもよいフレーズと思う．

＊

喫煙問題となると，どうしても逃げ腰になる医療者は多い．若い世代の喫煙者と接する機会が多いのは，内科医でも心臓外科医でもなく，小児科医であることをご存知だろうか．小児科医こそが，禁煙支援の先陣を切っていただきたいと考える．

〈佐久間秀人〉

COLUMN 15

否定する言葉は聞く耳をふさぐ

　説明は相手に聞いてもらえなければ意味をなさない．患者側が医師の説明を聞こうとする意欲を失うようなひと言は避けるべきである．
　「早く治そうと考えたのかもしれませんが，残っていた手持ちの抗菌薬を受診前に勝手に飲ませてしまってはダメです．診断も不正確になるので，結局は治療が遅れてしまう恐れもあります」
　医師が説明する内容としては，溶連菌感染症などあらかじめ抗菌薬を内服してしまうと菌が陰性化して診断の妨げになることもあり，間違ってはいない．しかし，保護者としては子どものことを考えて少しでも早く治そうと抗菌薬を飲ませた行為を否定されると，自分の努力が無駄な過ちであると批判されているように思え，その後の話を聞く意欲が失われることがある．
　「手元に残っている抗菌薬を受診前に飲ませてしまうことはお勧めしません．子どもの病気を早く楽にするためにと思うのであれば，よりお勧めの方法があります．受診する前には解熱薬など対症療法の薬だけを使ってあげることです．受診した時に的確に診断をつけることの妨げにならないので，早期診断，早期治療に結びつきます」
　薬を飲ませた保護者の行為を全否定する必要はない．禁止だけを伝えるのではなく，「解熱薬など対症療法の薬を飲ませましょう」と望ましい手段を伝えることが大切である．

〈崎山　弘〉

> 診察の終わりに

「お薬出しておきますね」で
診察を終わりにしていませんか?

症例の背景

　生来健康な9歳の男児．5月末に扁桃炎に罹患．6月初旬から腹痛が継続，食欲低下し，体重が2 kg減少．6月下旬に他院を受診．腹部単純X線検査，尿検査が施行され異常なし．症状が消失しきらず7月末に紹介来院となる．

　母親は一通りの経過を話した後に，「こんなに治らないなんておかしいです．血液の病気など重い病気ではないかと非常に心配です．できる限りの検査をしてください」と話す．本人は「僕，怖い病気なんですか?」と涙ぐむ．しかし症状はピーク時の概ね1割程度となっており，体重も1 kg増加．顔色は良好で，バイタルサインは安定，眼瞼結膜に貧血なく，体表リンパ節に腫大はなく，肝脾腫もなし．食事はおいしく食べられ，夜もよく眠れるとのこと．すでに症状は自然軽快し，外来フォローは可能で，各種検査の適応はないと考えた．

説明の要点

- 診察を通して考えた診断とその根拠，現在の重症度，そして今後の見立てを共有する．
- 身体的に回復し，保護者や本人の心配，不安がなくなるところまでは診察を継続することを保障する．

使ってはいけない表現

- 「元気そうで，大したことありませんね．薬を出しておきますから，治らなかったらまた来てください」

➡ 多くの医師は，保護者と本人に安心を提供しようと上記の表現を使うことがあると思われる．しかしながら，「大したことはない」と判断する際に，医師が使う基準と，保護者と本人が使う基準が，必ずしも同一のものではないことを認識する必要がある．医師は疾病としての重症度を判断の基準にするが，保護者と本人の判断は，その子の元気な日常を基準としてなされるものである．医師が横断的な視点から医学的事実を伝えていても，保護者と本人は縦断的な視点から「いまの状況はいつもどおりではない」と判断しているため，時に話は噛み合わない．あからさまに不愉快な表情を浮かべる保護者もいると思われる．

「薬を出しておきます」という表現は「これで診察は終わりです．どうぞお帰りください」と受け止められる可能性があり，それ以上の心配事を尋ねる意欲を削ぐ言葉となる．

伝え方の具体例（保護者）

医師 経過が長くてご心配でしたね．診察からは貧血や出血しやすい傾向を疑う所見はなく，リンパ節や肝臓，脾臓の腫れもありませんので，血液の悪い病気は考えにくいと思います．今回はおそらく5月の扁桃炎をきっかけに，一時的に胃腸に負担がかかり，動きが落ちて食欲が低下し，お腹が痛くなりやすくなったのだと考えます．このような出来事は数か月ほど続くことがあります．現在は気になる体の所見はなく，症状も9割方消失し体重も1kg戻っているので，お子さんは自分の力で回復してきていると考えます．症状がいまより強かった時の検査で異常は確認されず，経過とあわせると，現時点では検査の必要性は低いと考えます❶．

体調が悪いことや，その原因がわからないことが続いている時，心配が強くなるのはもっともであり，不安に思われたでしょう．血液の病気を心配されているようですが，それには何

かお考えがありますか？ また，不安や緊張が高まっている時は，体調がよいとは感じにくい状況になりますが，他に気になることはありますか？❷

母親　実は最近，友人のお子さんが白血病と診断されました．何となく元気がなく食欲が減り，お腹と足が痛いということが続き，しばらく原因がわからず，最後に血液検査をしてやっとわかったのです．うちの子も経過が似ているような気がして，とても不安でした．

　それに，本人が大好きだった担任が 6 月に急に辞め，本人はすごくショックを受け，後任もなかなか決まらず，クラスが大混乱していました．そのせいなのか，お腹が痛いせいなのか，大好きだった学校もしばらく行けないと言い続けていました．体調がよくないならゆっくり休ませてあげたいと思う一方で，私自身，仕事がかなり多忙で帰りも遅くなりがちで，ゆっくりそばにいてやれず申し訳なくて．

医師　それは大変でしたね．幸い，お子さんの状況については，体調が戻ってきていることを示す情報ばかりだと思います．今後ですが，まず 2 週間後に一度様子をみせてください．今日の診察を通して考えたことが合っているなら，このまま体調は回復していくと思います．思うように体調が回復しきらなければ，検査を考え直す必要があるかもしれません．お腹の動きを助ける薬を使うと，症状は軽くなり，過ごしにくさを減らせる可能性があると思いますが，薬はどうしましょうか？❸

　今日の説明でわかりにくかったことや説明が足りなかったことはありますか？ 次回の診察日を 2 週間後にしていますが，その点についてご心配なことはありますか？❹

母親　食欲は戻り，食べてお腹が痛いということもかなり減っています．今日病院で測ったら体重も増えており，少し安心しました．次回の診察が 2 週間後であれば，そんなに間も空いていないし，薬はなしで様子をみようと思います．検査については，その時までの様子でまた相談してもよいですよね？

> **伝え方の具体例（子ども）**
>
> 　君自身の力でずいぶん治ってきていると思います．怖い病気は考えにくいので，今日は検査をするつもりはありません．このまま治っていくかをみせてもらいたいので，またお母さんと一緒に来てください．薬はなくて大丈夫かな？

解説

　疾病に罹患し体調がよくない時，人は心理的に不安定になる．それは，大人も子どもでも同じである．体調不良が遷延し，子どもの身に起きていることの事由が釈然としない時には，さらにその不安は増強される．不安に対処する力は当然，子どもでは未熟であり，保護者によりどころを求め不安を和らげる行動をとる．その時に保護者の不安が高まっていると，親子で不安を増幅させてしまう状況が発生しうる．

　当初，やや過剰と思われた母親の不安は診察を通して軽減され，母親が精神的に不安定な可能性は低いと判断した．母親の不安が和らいでいく様子をみて，子どもも安心し落ち着きを取り戻したと思われた．

❶ 表現の工夫

　診察を通して行った医学的な判断とその根拠をわかりやすく具体的な表現で，医師自らの感情を挟まず客観的に提示することで，保護者や子どもが主観的な評価から客観的な評価へ転換できるようサポートする．

❷ 質問の意図

　客観的には回復を示す情報が多い状況で，保護者や子どもの心配と不安が不釣り合いなほど強い場合には，客観的な評価を阻む何かが潜んでいると考えるべきであり，それが何かを知ることで対応が可能になる．時にそれは保護者自身の問題であることもある．子どもは保護者とともにある存在であり，保護者が子どものケアを適切に行うにあたり不安を招いた情報源に遡るなどして確認しなければならない時がある．

❸ 表現の工夫

　薬の処方については，一方的に終わらせるのではなく，その意図や目的を保護者や子どもと共有すべきと考える．保護者や子どもの求めに応えるにあたって処方が必要あるいは適切なのかどうか，医師も考えてみること

が必要だと思われる．

❹質問の意図

　診察を終えるにあたり，医師の判断や説明についてどの程度共有できているかを確認することが必要である．疾患についての理解とともに，実際の生活のなかで，子どものケアを行う保護者の力量についても確認する必要がある．「いままでの説明でわかりにくかった点や，こちらの確認が足りていないことはありませんか？」「その他に気になっていることはありませんか？」など，診察の終わりに添えるべき言葉は，その時々によって異なると思われる．長くはない診察時間の中で，種々の状況について確認し直す大切なタイミングだと気を引き締めるべきである．

症例の経過

　2週間後の再診では，元気で食欲もあり，活動性も良好．保護者，子どもの表情は良好で，不安が払拭された印象を受けた．初診から2か月後も体調はよく，運動会を積極的にこなし，体重も病前より増加．母親も子どもも，いつもどおりのわが子，いつもどおりの自分を取り戻したと実感しているように見受けられた．

（鈴木知子）

COLUMN 16

笑い話のようなすれ違い

医師　「どうしましたか？」
母親　「子どもが夏休み中に入院しました．入院先の病院から紹介状を持ってきたので，経過をみていただきたいので受診しました」
医師　「それは大変でしたね，どちらの病院で，どんな病気だったのでしょう」
母親　「主人の実家がある九州の病院です．**寄生虫**だったのです」
医師　「お腹の症状か何かあったのですか？」
母親　「私も気を付けていたのですが，生水か食べ物に当たったみたいで，下痢がひどくて入院して，脱水で点滴をしました」
医師　「寄生虫はなかなか思いつかないこともあります」
母親　「そうですね．主人の実家にいて，いつもとは違う生活なので，慣れていないことも多くて」
医師　「すぐに診断はつきましたか？」
母親　「症状は5日ぐらいでよくなったのですが，便の検査結果は1週間ぐらいかかったと思います」
医師　「しかし，優秀な病院だと思いますよ．よく診断がつきましたね．原因は教えてもらいましたか？」
母親　「はい，カンピロバクターと言われました」
医師　「カンピロバクターですか……．比較的よく見つかる細菌ですが，寄生虫ではないですね」
母親　「え，でも**帰省中**だったのですけれど」

　全く意識していない平易な言葉のつもりであっても，誤解する/される危険は常に潜んでいる．伝わっていないかなと思ったら，会話を止めて確認する必要がある．上記の会話では母親の「いつもとは違う生活なので，慣れていないことも多くて」という答えが話の流れとは違うことに気がつけば，この段階で誤解に気づくことができたはずである．

（崎山　弘）

索引

欧文

ADHD　152
CT　90
FTU　76
solution focused approach　198
TARC　78, 98

和文

あ

アトピー性皮膚炎　75, 78
曖昧な表現　43

い

イラスト　50, 67
医学用語　12
陰嚢水腫　65

う

ウイルス感染症　32
運動発達　112

え・お

エビデンス　29, 43
嘔吐　45, 181

か

かぜ　32, 99, 104, 139, 171, 185
過去の経験　15
合併症　170
学校感染症　107
学校検尿　139
浣腸　53
感染性胃腸炎　45

き・く

傷跡　94
虐待　190, 195
　──の一次予防　120
　──の二次予防　120
虐待予防　199
救急車　41
共感　11, 89, 92, 186
具体例　57, 111, 118

け

怪我　94
下痢　45
解熱薬　28, 34, 36, 105
傾聴　161
血液検査　83
血尿　139
血便　49
健診　108, 112, 117, 166

こ

コミュニケーションエラー　105
行動変容　11, 184
抗菌薬　25, 171
言葉の定義　12
困り感　13, 159

さ・し

再診　32, 52, 93, 174, 194
視覚　15
耳垢栓塞　71
自閉症　156
児童相談所　195
湿疹　73, 77

213

受傷　190
受診理由　5
重症度　59, 87
出席停止期間　107
消極的な抵抗　17
傷害予防　117
食物アレルギー　82
信頼関係　89

す

スキンケア　73
ステロイド　77
ストレス　99
スモールステップ　80, 81

せ・そ

成長曲線　108, 135, 149, 168
咳　24, 31, 36, 58, 104
接触性皮膚炎　84
説明　2, 11
積極的な抵抗　16
選択肢　14
喘息　62
喘鳴　62
鼠径ヘルニア　65

た・ち

ダウン症候群　166
対症療法　106
大腸リンパ濾胞増殖症　49
脱水症　45
単純性肥満　134
チック　162

て

デメリット　70, 91, 171, 188

低身長　147
定期接種　123
点滴　45, 185
点頭てんかん　168

と

ドアノブクエスチョン　20
頭部打撲　90, 96
同時接種　131

に・ね

日本脳炎　122, 125
肉眼的血尿　142, 143
任意接種　126
認知の歪み　70
熱性けいれん　27

は

発達障害　156
発熱　27, 31, 36, 41, 104, 171, 185
鼻水　25, 31, 36, 68

ひ

比喩　15, 103
否定する言葉　205
肥満　133

ふ

フォローアップ　146
不安　2, 10, 56, 196
　──の共有化　159
不登校　144
服薬　54, 63, 130, 176, 181
腹痛　87, 144

へ・ほ

便秘　53, 88
ホームケア　34
保湿剤　74, 76
発疹　82

め

メモ　8, 24, 30
メリット　124

や・よ

柔らかい視線　4
予防接種　122, 126, 130
予防投与　29

り

リスク認知　80
離乳食　108

わ

ワクチン　122, 126

編者紹介

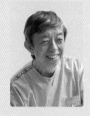

崎山 弘（さきやま ひろし）
崎山小児科院長

1983年三重大学卒．東京大学医学部附属病院小児科，関東労災病院小児科，東京都立府中病院小児科を経て，1989年に崎山小児科を開業．東京大学非常勤講師，三重大学非常勤講師を兼務し，学生への講義や臨床外来実習を担当する．予防接種に関する研究に参加し，厚生労働省予防接種研究班で予防接種率の調査を担当した．
2006年より府中市教育委員，2016年より保護司となる．診断と治療だけでは解決できない子どもたちが抱える健康の問題を，子どもたちが生きる社会の中でどのように対応するか，このような視点も小児科医には欠かせないものだと考える．

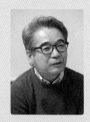

長谷川 行洋（はせがわ ゆきひろ）
東京都立小児総合医療センター
内分泌・代謝科部長

1982年慶應義塾大学卒．同大小児科学教室に入局し，東京都立清瀬小児病院（現・東京都立小児総合医療センター）非常勤医師，東京都立久留米養護学校（現・東京都立久留米特別支援学校）校医を兼任．スタンフォード大学小児科内分泌部門留学を経て，東京都立清瀬小児病院内分泌代謝科，2010年より現職．
小児科の魅力は様々な伸び代のある小児を相手にできること，このお付き合いにより，我々も学び，元気をもらっている．今後はこの貴重な小児科医師としての実務時間を失わないことを考えている．若手医師へのメッセージとしてよく言うのは「教えてもらうだけではダメ．最大の教育者は自分自身であるべき」「医師の仕事に真に誇りを持て」．自分もこの言葉に恥じない振る舞いが必要な年齢である．

撮影：安部俊太郎